Prävention der Allergie
gegen Naturlatex

D1704975

Prävention der Allergie gegen Naturlatex

von

Henning Allmers

Dustri-Verlag Dr. Karl Feistle
München – Orlando

PD Dr. med. H. Allmers, MPH (Harvard University)
Fachbereich Humanwissenschaft
Universität Osnabrück
Sedanstraße 115
49090 Osnabrück

Soweit in diesem Buch eine Dosierung oder eine Applikation angegeben wird, haben Autoren, Herausgeber und Verlag größtmögliche
Sorgfalt beachtet. Jeder Leser ist aufgefordert, die Beipackzettel der
verwendeten Präparate zu prüfen.

In diesem Buch sind Stichwörter, die zugleich eingetragene Waren-
zeichen sind, als solche nicht immer besonders kenntlich gemacht. Es
kann aus der Bezeichnung der Ware mit dem dafür eingetragenen Wa-
renzeichen nicht geschlossen werden, daß die Bezeichnung ein freier
Warenname ist.

©2005 by Dustri-Verlag Dr. Karl Feistle GmbH & Co. KG,
München – Orlando
Satz: Dustri-Verlag Dr. Karl Feistle GmbH & Co. KG
Druck: A. Butz, München
Printed in Germany
ISBN 3-87185-351-8

Für Renate,
in Dankbarkeit!

Danksagung

An erster Stelle möchte ich meiner Ehefrau für ihre Geduld und ihre unermüdliche Unterstützung während der langen Jahre danken, in denen die hier vorgestellten Untersuchungen Gestalt angenommen haben und in denen die hier vorgelegte Arbeit endlich entstanden ist, besonders vor dem Hintergrund, daß sie in diesen Zeitraum durch Schwangerschaften sowie die Geburten und die Erziehung unserer 4 Kinder Sophie, Christoph, Stephan und Dorothee auch von anderer und wichtigerer Seite stark beansprucht war.

Ich bedaure zutiefst, daß es mir nicht vergönnt war, meiner geliebten Mutter diese Arbeit zu überreichen und danke meinem Vater für die Hilfe durch beide Elternteile.

Herrn Professor Dr. phil. Dr. med. H.J. Schwanitz (1952 – 2004) gilt mein besonderer Dank dafür, daß er mir die Möglichkeit gegeben hat, diese Habilitationschrift in seiner produktiven Arbeitsgruppe mit einer menschlich sehr angenehmen Arbeitsatmosphäre zu einem erfolgreichen Ende zu bringen. Sein plötzlicher Tod hinterläßt eine nicht zu schließende Lücke.

Den Beitrag der BGW zur Entstehung dieser Arbeit habe ich eingangs bereits erwähnt, besonders herausheben möchte ich aber Herrn Schmengler, den Leiter des Präventionsdienstes der BGW in Delmenhorst, ohne dessen Unterstützung und persönlichen Einsatz viele der hier vorgestellten Untersuchungen nie zustande gekommen wären.

Meinen Mitarbeiterinnen im Lungenfunktionslabor des BGFA insbesondere Frau R. Maier, Frau R. Nioduschweski und Frau A. Molkenthin möchte ich für ihre fleißige und gewissenhafte Arbeit über all die Jahre an dieser Stelle meinen Dank und meine Anerkennung aussprechen. Nicht unerwähnt bleiben kann Herr Prof. Dr. Xaver Baur, dessen Vor- und Mitarbeit es mir ermöglicht haben, auf diesem spannenden Forschungsgebiet so erfolgreich mitzuarbeiten. Herrn PD Dr. Purschke vom Fachbereich Biologie der Universität Osnabrück danke ich für die rasterelektronenmikroskopischen Bilder.

Abschließend möchte ich mich ebenfalls bei allen Studienteilnehmerinnen und -teilnehmern bedanken, ganz besonders auch bei den Beschäftigten des St. Franziskus-Hospitals in Münster für deren Teilnahme an der Präventionsstudie.

Henning Allmers, Osnabrück

Inhalt

Abkürzungen

ALK	Allergologisk Laboratorium, København	GPI	Gesellschaft für Pharma-Informationssysteme mbH
AQL	accepted quality level		
ATS	American Thoracic Society		
		HA	high-ammoniated
		HAL	Haarlem Allergenen Laboratorium BV
BE	Basenüberschuß		
BGFA	Berufsgenossenschaftliches Forschungsinstitut für Arbeitsmedizin	HAS	humanes Serum Albumin
BGW	Berufsgenossenschaft für Gesundheitsdienst und Wohlfahrtspflege	IGV	intrathorakales Gasvolumen
		iNOS	induzierbare Stickstoffmonoxid Synthase
BK	Berufskrankheit		
BKV	Berufskrankheitenverordnung	IVC/IVK	(inspiratorische) Vitalkapazität
CAP	Capacity	LA	low-ammoniated
EAST	Enzym-Allergo-Sorbent-Test	MDI	Diphenylmethan-Diisocyanat
		MEF_{25}	max. exspir. Fluß bei 25% VC
FDA	Food and Drug Administration	MEF_{50}	max. exspir. Fluß bei 50% VC
FEV_1	absolute 1-Sekundenkapazität	MEF_{75}	max. exspir. Fluß bei 75% VC
$FEV_1\%VC$	relative 1-Sekundenkapazität	MTA	Medizinisch-technische Assistentin
FVC	forcierte exspir. Vitalkapazität	MTRA	Medizinisch-technische Röntgenassistentin

NHANES	National Health and Examination Survey	RAST	Radio-Allergo-Sorbent-Test
NL	Latex aus Naturkautschuk	REF	rubber elongation factor
NO	Stickstoffmonoxid	REM	Raster-Elektronen-Mikroskop
NRL	natural rubber latex		
		Rt, Reff	Resistance totalis
		RV	Residualvolumen
OP	Operation		
PD	Provokationsdosis	sRt, sReff	spezifische Resistance
PHB	Pharmaziehistorische Bibliographie		
PK	Provokationskonzentration	TGV	intrathorakales Gasvolumen
$PaCO_2$	arterieller Kohlendioxidpartialdruck	TLC	totale Lungenkapazität
PaO_2	arterieller Sauerstoffpartialdruck	TRGS	Technische Regel für Gefahrstoffe
PEF	max. exspir. Fluß		
PS	Pseudopodien	VC/VK	Vitalkapazität

Einleitung und Problemstellung

Die Soforttyp-Allergie gegen Latex aus Naturkautschuk als Auslöser von Urtikaria und Quincke-Ödem wurde erstmals im Jahre 1927 durch Stern in der Klinischen Wochenschrift beschrieben [124]. 1986 publizierten Carillo und Mitarbeiter die erste Kasuistik über eine allergische Rhinitis nach Verwendung von Operationshandschuhen aus Naturlatex [35].

Die steigende Inzidenz und Prävalenz der Typ-I Allergie gegen Latex aus Naturkautschuk bei im Gesundheitswesen beschäftigtem Personal der westlichen Hemisphäre wurde Anfang der 90er Jahre deutlich. Wie im folgenden dargestellt wird, erreicht die Prävalenz dieser Allergie bei im Gesundheitsdienst gegenüber gepuderten Handschuhen aus Naturkautschuk exponiertem Personal eine Rate von bis zu 17%.

Baur kommt das Verdienst zu, bereits 1990 den Zusammenhang zwischen der Einatmung von Handschuhpuder und dem Auftreten allergischer Symptome im Bereich der oberen und unteren Atemwege klinisch beobachtet und die Verbindung zum allergenen Potential des Naturkautschuks hergestellt zu haben [24].

Es zeigte sich, daß die Naturlatex-Allergie auch im Gesundheitswesen in Deutschland zu einer ernstzunehmenden Problematik wurde.

In Deutschland sind im Fall des Verdachts auf das Vorliegen einer durch Naturlatex-Allergene bedingten beruflichen Erkrankung die Berufskrankheiten der Nummern 5101 „Hautkrankheiten" und 4301 „allergisch bedingte obstruktive Ventilationsstörungen einschließlich Rhinopathie" durch die zuständigen Stellen (u.a. Ärzte, Zahnärzte, Arbeitgeber, Arbeitnehmer) anzuzeigen.

Allergologie und Arbeitsmedizin waren gefordert, Möglichkeiten zu finden, mittels praktikabler Methoden das neue Auftreten von Typ-I Sensibilisierungen bei Beschäftigten im Gesundheitswesen zu verhindern und bereits an allergischen Reaktionen leidenden Arbeitnehmern den Verbleib im Beruf zu ermöglichen.

Die enge Zusammenarbeit mit der Berufsgenossenschaft für Gesundheitsdienst und Wohlfahrtspflege (BGW) ermöglichte es, in der Praxis durchführbare Methoden zur Erfüllung der oben genannten Ziele zu entwickeln und die Wirksamkeit dieser Maßnahmen nachzuweisen. Die 3 wichtigsten Punkte sind im folgenden aufgeführt:

– Die Zuweisung von Versicherten mit dem Verdacht auf das Vorliegen einer berufsbedingten Allergie gegen Latex aus Naturkautschuk zur Untersuchung gab uns Gelegenheit, große klinische Erfahrung auf dem Gebiet der Diagnostik zu erlangen.

– Dank der Unterstützung durch die BGW wurde die Durchführung der ersten publizierten Studie zur Primär- und Sekundärprävention der Soforttyp-Allergie gegen Latex aus Naturkautschuk erst möglich.

– Im Laufe der Erstellung dieser Schrift gelang durch die Bereitstellung der Inzidenzraten für die relevanten Berufskrankheiten-Verdachtsfälle im Bereich der BGW der Nachweis, daß die durchgeführten Präventionsansätze auch zu einer erfolgreichen Primärprävention der Allergie gegen Naturlatex am Hautorgan und an den oberen und unteren Atemwegen geführt haben.

Die in dieser Arbeit vorgelegten Untersuchungen geben einen Überblick,

1. wie Auslöser der Soforttyp-Allergien gegen Naturkautschuk im Gesundheitswesen identifiziert wurden,
2. welche Auswirkungen die Verwendung gepuderter Handschuhe aus Naturkautschuk auf die Gesundheit der Beschäftigten im Gesundheitswesen haben können und
3. wie mittels praktischer Umsetzung der Forschungsergebnisse aus dem Labor eine erfolgreiche Primär und Sekundärprävention der Allergie gegen Naturkautschuk im beruflichen Alltag des Gesundheitswesens erreicht werden konnte.

Zunächst werden die wissenschaftlichen Grundlagen für die Entstehung der Sensibilisierung und Soforttyp-Allergie gegen Naturlatex aus Kautschuk beschrieben und die Methoden erläutert, die in dieser Arbeit wiederholt Verwendung finden. Anschließend wird der aktuelle Kenntnisstand zu Entwicklung und Verbreitung der Sensibilisierung und Allergie anhand einer Analyse des internationalen Schrifttums und der hier erstmals publizierten Daten aus dem Bereich der BGW dargestellt. Nachfolgend wird auf den Zusammenhang zwischen der inhalativen Exposition gegenüber Naturlatex-Allergenen durch gepuderte Handschuhe und der Allergie-Entstehung eingegangen. Die Ergebnisse der Studien an Probanden mit einer Soforttyp-Sensibilisierung gegenüber Naturlatex werden vorgestellt. Besonders wird hier auf die inhalativen Expositionstestungen bei Versuchspersonen mit dem Verdacht auf das Vorliegen einer berufsbedingten Atemwegserkrankung eingegangen. Im Rahmen einer Versuchsreihe der Grundlagenforschung wurden die Auswirkungen der inhalativen Exposition gegenüber Methacholin und Naturlatex auf die Synthese von Stickstoffmonoxid im Respirationstrakt untersucht. Es folgen Untersuchungen zur Wirksamkeit der Anwendung verschiedener Hautschutzcremes als Präventionsmaßnahme gegen Hautsymptome beim Tragen von Handschuhen aus Naturlatex. Den Abschluß dieser Arbeit bilden 2 Kapitel, in denen über die Durchführung von Maßnahmen zur Sekundär- und Primär-Prävention der Naturlatex-Allergie und deren Auswirkungen berichtet wird.

Grundlagen, Begriffsdefinitionen und generelle Methoden

Latex aus Naturkautschuk

Die Erfahrungen im Rahmen der Begutachtung haben gezeigt, daß immer noch große Verwirrung über den Begriff Latex herrscht. Dies kann für die Betroffenen zu großen ökonomischen Schäden führen. So wurde z.B. in einem von uns zu begutachtenden Fall empfohlen, daß eine gegen Latex aus Naturkautschuk sensibilisierte Person ihre Wohnung sanieren solle, weil diese mit Latexfarbe gestrichen sei und der Teppichboden auszutauschen sei, da auf der Rückseite eine Latexschicht zur Erhöhung der Rutschfestigkeit angebracht wäre. Diese Produkte enthalten jedoch keinen Naturkautschuk und können daher auch keine Typ-I Allergien gegen Naturlatex auslösen.

Die Konfusion rührt daher, daß der Begriff Latex aus historischen Gründen oft synonym für aus Naturkautschuk produzierte Gummiprodukte verwendet wird.

Der lateinische Begriff Naturlatex stammt vom griechischen λαθεξχ und bedeutet Flüssigkeit. Ursprünglich war die Bezeichnung auf den Milchsaft Kautschuk-liefernder Pflanzen (Hevea-Arten) beschränkt. Heute werden als Latex ganz allgemein kolloidale Dispersionen von Polymeren in wässrigen Medien bezeichnet [112].

Im folgenden wird zur Vereinfachung der Lesbarkeit überwiegend der Begriff Naturlatex verwendet, wenn von Latex aus Naturkautschuk die Rede ist.

Historischer Überblick zur Kultivierung des Gummibaumes (Hevea brasiliensis) und zur Entwicklung der gummiverarbeitenden Industrie

Eine der Geschichten, die Christoph Columbus im Jahre 1496 von seiner zweiten Reise in die Neue Welt zurück nach Europa mitbrachte, war die Erzählung von einem springenden Ball. Die Bewohner Haitis stellten diese Spielbälle aus dem Gummi eines Baumes her. Auch wenn es ihnen nicht bewußt war, so waren Columbus und seine Mannschaft doch die ersten Europäer, die Naturkautschuk gesehen hatten.

Ihren Namen erhielt diese einzigartige Substanz erst viele Jahre später. 1770 bemerkte Joseph Priestley, ein hochangesehener englischer Chemiker, die Fähigkeit des Stoffes, Bleistiftmarkierungen auszuradieren. Seitdem heißt die Substanz im Englischen „rubber", zu deutsch Gummi oder Naturkautschuk.

Trotz des Interesses, das durch diese Entdeckung geweckt worden war, konnte zunächst kein weiterer Nutzen daraus gezogen werden. In erster Linie deshalb nicht, weil niemand wußte, wie man verhindern konnte, daß Naturkautschuk im Sommer klebrig und im Winter brüchig wurde.

Anfang des 19. Jahrhunderts veränderte sich dies. Im Jahre 1820 erfand der Engländer Thomas Hancock eine Maschine, die Naturkautschuk erweichen, mischen und formen konnte. Es war nun möglich, Naturkautschuk aufzulösen und zur Herstellung nützlicher Produkte einzusetzen. Stoff konnte durch Beschichtung mit der Naturkautschuk-Lösung imprägniert werden, der erste „Mackintosh", ein durch Zusammenkleben zweier Gewebslagen mittels Naturkautschuklösung vom schottischen Chemiker Charles MacIntosh hergestellter wasserdichter Kleiderstoff, wurde 1823 produziert. Im Jahre 1839 stellte der Amerikaner Charles Goodyear zufällig fest, daß roher Naturkautschuk durch Erhitzen mit Schwefel verbessert werden konnte.

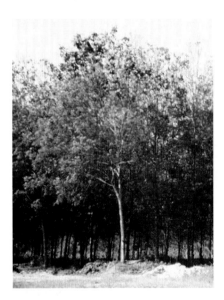

Abb. 1. Hevea brasiliensis in Melakka, Malaysia.

Dieses neue Material, genannt vulkanisierter Naturkautschuk, wurde nicht mehr durch Temperaturschwankungen beeinflußt [99].

Je mehr Verwendungsmöglichkeiten für Naturkautschuk gefunden wurden, desto größer wurde die Nachfrage. Zu den ersten Produkten, die aus Naturkautschuk hergestellt wurden, zählten Schläuche, Förderbänder, Bodenbeläge und Schuhwerk. In der Mitte des Neunzehnten Jahrhunderts kam der Naturkautschuk aus Süd-Amerika, wo das feucht-heiße Klima gute Wachstumsbedingungen für den wilden Gummibaum bot, aber es gestaltete sich sehr schwierig, Naturkautschuk im dichten Urwald zu gewinnen. Schon bald zeigte sich, daß man der großen Nachfrage nur gerecht werden konnte, wenn an einem anderen Ort der Erde zusätzlich Gummibäume angepflanzt würden [101].

Auf Bitten des Ministeriums für Indische Angelegenheiten sammelte und verschiffte Sir Henry Wickham im Jahre 1876 70.000 Samen des wilden Gummibaumes von Brasilien nach England. Diese wurden direkt nach Kew Gardens, dem königlichen botanischen Garten in London transportiert und dort in eigens vorbereiteten Treibhäusern eingepflanzt. Die geringe Zahl, die überlebte, brachte man 1877 nach Ceylon und später nach Malaysia und in andere Länder Südostasiens.

In Malaysia gedieh der Gummibaum schnell. Große Areale des Urwalds wurden abgeholzt und mit Gummibäumen bepflanzt. Henry Nicholas Ridley, der 1888 zum Direktor des Botanischen Gartens in Singapur ernannt wurde, war einer der Pioniere jener Tage und vielleicht sogar derjenige, der die Anpflanzung dieser neuen Pflanze am stärksten vorantrieb.

Am Ende des neunzehnten Jahrhunderts existierten in Asien 2500 Hektar Land mit Gummibaum-Plantagen. Durch die Verbreitung des Automobils schnellte die Nachfrage nach Naturkautschuk zur Herstellung von Reifen seit Anfang des 20. Jahrhunderts in die Höhe.

Die Bäume im südamerikanischen Urwald konnten unmöglich genügend Naturkautschuk hervorbringen, und es zeigte sich, daß die Welt den gesamten Naturkautschuk-Ertrag aus Asien benötigte. 1910 gab es eine halbe Million Hektar Land mit Gummibaum-Plantagen, damit hatten sich die Länder Asiens zu den Hauptlieferanten für Naturkautschuk entwickelt. Infolge der weltweiten Ausbreitung der Motorisierung kann selbst der heutige, enorm großflächige Anbau von Gummibäumen auf insgesamt 6 Millionen Hektar Fläche den Bedarf nicht decken.

In Malaysia werden insgesamt fast 20% des Naturkautschuks weltweit geerntet. Über die Hälfte des in Malaysia gewonnenen Naturkautschuks stammt aus Tausenden landwirtschaftlichen Kleinbetrieben mit einer Größe von gewöhnlich ca. 2 Hektar. Der Rest wird in großen Plantagen, die im Besitz verschiedener Firmen sind, angebaut. Eine einzelne Plantage kann über tausend Hektar Fläche aufweisen. Malaysia besitzt insgesamt 1,7 Millionen Hektar Fläche an Gummibäumen.

In den letzten Jahren sind die meisten älteren Gummibäume durch neuere Sorten ersetzt worden, welche dank wissenschaftlicher Kreuzungen und sorgsamer Kultivierung den 10fachen Naturkautschuk-Ertrag hervorbringen.

Naturkautschuk-Zapfer beginnen sehr früh am Morgen mit ihrer Arbeit, weil Latex aus Naturkautschuk viel leichter

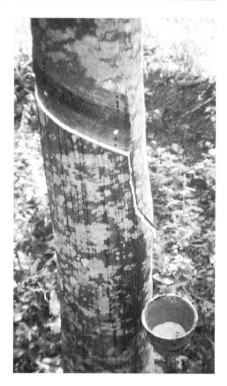

Abb. 2. Gewinnung von Naturkautschuk.

fließt, bevor die Hitze des Tages beginnt. Latex aus Naturkautschuk ist eine milchartige Flüssigkeit, die in Zellen unter der äußeren Rinde des Gummibaums enthalten ist. Das Naturlatex wird durch sogenanntes „Zapfen" gewonnen, indem eine ungefähr 2 mm dicke Schicht der Baum-Rinde abgeschnitten wird.

Dieser Schnitt, der mit einem Spezial-Messer erfolgt, zerstört die Zellen, und die milchige Flüssigkeit tropft langsam in die Sammelbehälter, der darunter plaziert wird (Abb. 2). Die Zapfer benötigen für ihre Arbeit große Erfahrung und Übung, weil der Baum leicht beschädigt werden kann, wenn die Rinde zu tief eingeschnitten wird.

Nach 2 oder 3 Stunden stoppt der Fluß der Latexmilch. Es handelt sich dabei um eine kolloidale Dispersion. Die Dispersion besteht zu 60% aus Wasser, zu 36% aus dem festen Kautschuk-Anteil (cis.1,4 Polyisopren), zu 1,7% aus Harzen, die restlichen Inhaltsstoffe sind Kohlenhydrate, Phospholipide sowie die allergenen Latexproteine, die für diese Arbeit von entscheidender Bedeutung sind [65].

Um eine Koagulation und Kontaminationen mit Mikroorganismen zu verhindern, wird der Naturlatex in Behältern gesammelt, die Ammoniak enthalten. Hierbei wird zwischen 0,2 % Ammoniak für LA (low-ammoniated)-latex und 0,7% Ammoniak für HA (high-ammoniated)-latex unterschieden. Atemschutz wird beim Sammeln und der Weiterverarbeitung des so gewonnenen Produktes üblicherweise nicht getragen.

Wenn der Zapfer den letzten Baum einer Tagesschicht angeschnitten hat, kann der Inhalt des ersten Sammelbehälters bereits in ein größeres Gefäß mit Ammoniak umgefüllt werden. Sobald alle Sammelbehälter geleert worden sind, werden die vollen Behälter zur Fabrik gebracht, wo aus der Latexmilch durch Zentrifugieren Naturkautschuk entsteht.

Gummibäume werden in den ersten 5 Jahren nach der Anpflanzung nicht angeritzt. Erst nach diesem Zeitraum lohnt sich das Anzapfen der Bäume, weil sie vorher nicht genügend Naturkautschuk produzieren. Das in landwirtschaftlichen Kleinbetrieben gewonnene Naturlatex wird in eine zentrale Verarbeitungs-Stelle gebracht oder an „Mardec", eine Agentur der Regierung, verkauft, die Naturkautschuk zu einer technisch spezifizierten Form verarbeitet. Die großen Plantagen verfügen über eigene Maschinen. Nach der Verarbeitung wird der Naturkautschuk in einer Fabrik vor Ort verarbeitet oder zu einem der Häfen Malaysias gesandt und nach Übersee verschifft.

Naturkautschuk ist elastisch, flexibel, luft- und wasserdicht, lange beständig und isolierend, um nur einige seiner Eigenschaften zu erwähnen. Diese nützlichen Eigenschaften können bei einer Vielzahl von Produkten genutzt werden. Manche Naturkautschuk-haltigen Produkte sind allgemein bekannt, viele Dinge dagegen enthalten die Substanz, ohne daß dies geläufig ist. Seit John Boyd Dunlop im Jahre 1888 den pneumatischen Reifen erfand, wird der größte Anteil der weltweiten Naturkautschuk-Produktion für die Herstellung von Reifen genutzt.

Industriell wird Naturkautschuk auf vielfältige Art eingesetzt: Schläuche zur Beförderung von Flüssigkeiten, Förderbänder für Kohle, Kies und Erz. Siegel für Maschinen sowie viele andere Produkte.

Die erstmalige Anwendung von Naturlatex-Handschuhen zum Schutz des medizinischen Personals und des zu behandelnden Patienten vor mikrobieller Kontamination reicht 1 Jahrhundert zurück. Dem Chirurgen William Steward Halstedt (1852 – 1922) an der Johns Hopkins University School of Medicine in Baltimore, USA, wird die intraoperative Einführung des OP-Handschuhs 1894 zugeschrieben [38, 51, 64]. Um die Jahrhundertwende wurde die Benutzung steriler Naturlatex-Handschuhe als konsequente Folgerung aus den von Lister aufgestellten Regeln zur Asepsis bzw. Antisepsis in der Chirurgie allgemein akzeptiert [100]. Durch Optimierung des Herstellungsprozesses und einer damit einhergehenden Kostensenkung stehen medizinische Naturlatex-Handschuhe seit 1963 als Einmalartikel allgemein zur Verfügung.

Verarbeitung des Naturkautschuks und Handschuhherstellung

Der für die Handschuherstellung genutzte abzentrifugierte Naturlatexsaft wird zur weiteren Verarbeitung mittels Tanklastern und Tankschiffen zu den weiterverarbeitenden Fabriken transportiert. Während bis in die 80er Jahre hinein viele Fabriken in Europa und Nordamerika Handschuhe herstellten, kam es durch die gesteigerte Nachfrage nach Schutzhandschuhen im Gesundheitswesen zu einer Verlagerung der Fabriken in die Länder, in denen der Naturkautschuk geerntet wurde. Hierbei stellte u.a. der geringere Kostenaufwand für Personal einen besonderen Anreiz dar. Handschuhe und andere hochwertige Gummiprodukte werden üblicherweise mittels eines Tauchverfahrens hergestellt. Hierbei werden

Handschuhformen aus Porzellan (Abbildung 3) nach einer Vorbehandlung in ein Becken mit dem flüssigen Naturlatex getaucht. Neben dem Naturlatex enthält die Flüssigkeit auch andere Zusätze, wie Vulkanisationsbeschleuniger, die Typ-IV Allergien hervorrufen können [45].

Nach dem Auftauchen der Formen tropft die überschüssige Naturlatex-Milch vom Handschuh ab und hinterläßt so eine sehr gleichmäßige Oberfläche. Nach verschiedenen weiteren Produktionsschritten, u.a. dem Trocknungsofen, kann der Handschuh manuell von der Form abgezogen werden, so daß die Abtropfseite anschließend die Innenseite des Handschuhs bildet und sich die der Porzellanform anliegende Seite außen befindet (Abb. 4). Um ein Verkleben der Naturlatex-Handschuhe zu verhindern, wurde bis Mitte der 90er Jahre fast ausschließlich Puder eingesetzt. Je nach Herstellungsverfahren erfolgt die Puderung während der Handschuh noch auf der Form befindlich ist oder im Anschluß daran. Seit Ende der 70er Jahre wird Maisstärke als Puder in der Handschuh-Produktion verwendet, da das vorher bevorzugte Talkum mit Asbest

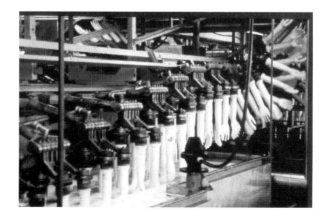

Abb. 3. Handschuh-herstellung im Tauch-verfahren (SSL Medical).

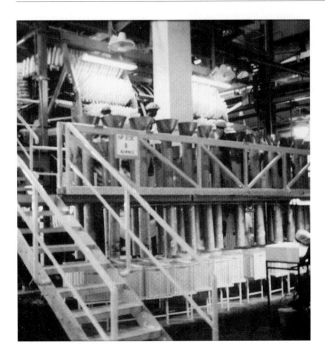

Abb. 4. Ablösen der Handschuhe von den Porzellanformen.

verunreinigt war sowie im OP-Situs zu Granulomen führen konnte und daher auf ein anderes Produkt ausgewichen werden mußte [94].

Wie in dieser Arbeit gezeigt wird, ist der Puder aus Maisstärke nicht der Allergieverursacher sondern der Überträger der Allergene aus Naturlatex.

Berufskrankheiten

§ 9 Abs. 1 Siebtes Sozialgesetzbuch (SGB VII):

"Berufskrankheiten sind Krankheiten, die die Bundesregierung durch Rechtsverordnung mit Zustimmung des Bundesrates als Berufskrankheit bezeichnet und die Versicherte infolge einer den Versicherungsschutz nach den §§ 2, 3 oder § 6 begründenden Tätigkeit

erleiden. Die Bundesregierung wird ermächtigt, in der Rechtsverordnung solche Krankheiten als Berufskrankheiten zu bezeichnen, die nach den Erkenntnissen der medizinischen Wissenschaft durch besondere Einwirkungen verursacht sind, denen bestimmte Personengruppen durch ihre versicherte Tätigkeit in erheblich höherem Grade als die übrige Bevölkerung ausgesetzt sind; sie kann dabei bestimmen, daß die Krankheiten nur dann Berufskrankheiten sind, wenn sie durch Tätigkeiten in bestimmten Gefährdungsbereichen verursacht worden sind oder wenn sie zur Unterlassung aller Tätigkeiten geführt haben, die für die Entstehung, die Verschlimmerung oder das Wiederaufleben der Krankheit ursächlich waren oder sein können."

In Deutschland sind gemäß § 202 des Sozialgesetzbuchs VII alle Ärzte und

Zahnärzte verpflichtet, den begründeten Verdacht auf das Vorliegen einer Berufskrankheit dem zuständigen Träger der Unfallversicherung oder der für den medizinischen Arbeitsschutz zuständigen Stelle (staatlicher Gewerbearzt/Landesgewerbearzt) unverzüglich zu melden.

Für die Anerkennung einer Allergie gegen Naturlatex-Allergene kommen 2 Berufskrankheiten der o.g. Liste in Frage.

Die Allergie gegen Naturlatex kann als entschädigungspflichtige Berufskrankheiten die Listenkrankheiten Nr. 5101 (schwere oder wiederholt rückfällige Hautkrankheiten) sowie Nr. 4301 (durch allergisierende Stoffe verursachte obstruktive Atemwegserkrankungen einschließlich Rhinopathie) der Berufskrankheitenverordnung (BKV) hervorrufen [28].

Die BK Nr. 5101 ist wie folgt definiert: Schwere oder wiederholt rückfällige Hauterkrankung, die zur Unterlassung aller Tätigkeiten gezwungen haben, die für Entstehung, die Verschlimmerung oder das Wiederaufleben der Krankheit ursächlich waren oder sein können.

Die Berufskrankheit (BK) Nr. 4301 umfaßt durch allergisierende Stoffe verursachte obstruktive Atemwegserkrankungen (einschließlich Rhinopathie), die zur Unterlassung aller Tätigkeiten gezwungen haben, die für die Entstehung, die Verschlimmerung oder das Wiederaufleben der Krankheit ursächlich waren oder sein könnten [96].

Allergische Reaktionen

Der Begriff "Allergie" bezeichnet eine erworbene, spezifische Änderung der Immunitätslage im Sinne einer krankmachenden Überempfindlichkeit. Hauptprobleme der Diagnostik allergischer Erkrankungen sind die mannigfaltigen Manifestationsformen und die bisweilen schwierige Abgrenzung von sog. pseudoallergischen, irritativ und toxisch bedingten Reaktionen.

Im Gegensatz dazu liegt eine Sensibilisierung vom Soforttyp vor, wenn im Hauttest der Nachweis einer positiven Reaktion gegenüber einem Allergen erbracht wird und/oder serologisch IgE-Antikörper nachgewiesen werden können, ohne daß eine klinische Symptomatik besteht.

Ziel der Allergiediagnostik ist es, krankheitsauslösende Allergene ausfindig zu machen und die klinisch bedeutsamen immunologischen Effektmechanismen aufzudecken. Der krankmachenden allergischen Überempfindlichkeit liegen humorale (Antikörper) und/oder lymphozytär vermittelte antigenspezifische Reaktionen zugrunde. Allergietests werden daher mit Hilfe serologischer Antikörperbestimmungen, Lymphozytenproliferationstestungen oder korrespondierenden Untersuchungen direkt am Patienten durchgeführt. Zum Teil werden die Effektoren der Immunantwort (Antikörper, T-Helfer-Lymphozyten, zytotoxische T-Lymphozyten), zum Teil aber auch die freigesetzten Mediatoren (Histamin, Interleukine, Basophilenprotease etc.) oder Organreaktionen (kutane, konjunktivale, nasale, gastrointestinale, bronchiale, pulmonale) nachgewiesen. Entsprechend der Allergie-Klassifikation nach Coombs und Gell [36] wird zwischen 4 verschiedenen allergischen Reaktionsformen differenziert:

Tab. 1. Allergietypen nach Coombs und Gell.

Typ I	IgE-vermittelter Soforttyp
Typ II	Zytotoxischer Typ
Typ III	Immunkomplextyp
Typ IV	Zellulärer Typ (Spättyp)

Bei der Allergie gegen Handschuhe aus Naturlatex ist zwischen der IgE vermittelten Soforttyp-Reaktion (Typ I) und der Typ IV-Allergie v.a. auf Vulkanisationsbeschleuniger (Thiurame, Carbamate) zu unterscheiden. Die klinischen Symptome bei den durch IgE-Antikörper vermittelten allergischen Reaktionen vom Soforttyp, die in der Ausprägung von Urtikaria, Niesreiz, Asthma bis hin zum anaphylaktischen Schock reichen, manifestieren sich fast immer innerhalb der ersten 5 – 30 Minuten nach dem Allergenkontakt [133, 141].

Tab. 2. Klinische Schweregrade der Kontakturtikaria nach von Krogh und Maibach.

Stadium I	Lokalisierte Kontakturtikaria
Stadium II	Generalisierte Urtikaria inklusive Lidödem
Stadium III	Rhinokonjunktivitis, Bronchospasmus, Beschwerden im Oropharynx und Gastrointestinaltrakt
Stadium IV	Anaphylaktischer Schock

Die Kontakturtikaria kann nach von Krogh und Maibach in 4 Stadien eingeteilt werden [143]:

Im Gegensatz dazu entwickeln sich die Symptome bei Allergien vom Spättyp, die vor allem durch Vulkanisationsbeschleuniger ausgelöst werden, infolge einer komplexen Reaktion des Immunsystems als allergisches Kontaktekzem erst 24 – 72 Stunden nach dem initialen Allergenkontakt [46, 60, 83].

Beschwerden durch Handschuhe

Wie bereits bemerkt, haben lediglich die Allergien vom Typ I und IV eine ätiologische Bedeutung für die Entstehung und Diagnostik von allergischen Reaktionen gegen Naturlatex-Handschuhe.

Für die Differentialdiagnostik wichtig ist die Kenntnis, daß nicht-allergisch bedingte Reaktionen auf Handschuhe das Bild allergischer Reaktionen imitieren können und deshalb vor der Diagnose einer allergischen Reaktion ausgeschlossen werden müssen [45, 65]. Nicht-allergische Reaktionen können u.a. durch die irritative Wirkung des Handschuhpuders auf der Haut ausgelöst werden. Eine physikalische Urtikaria, z.B. ausgelöst durch Druck, Hitze und vermehrte Schweißneigung kann ebenso zu einer Fehldiagnose führen, wie ein nicht erkanntes kumulativ-subtoxisches Handekzem.

In Tabelle 3 sind die Befunde und Diagnosen bei allergischen Reaktionen, die durch den Kontakt zu Handschuhen ausgelöst werden können, nach Organen geordnet, aufgeführt [65].

Tab. 3. Manifestationsorte und -formen allergischer Unverträglichkeitsreaktionen beim Kontakt mit gepuderten Naturlatex-Handschuhen.

Typ	Organ	Diagnose	Befund
I	Augen	Allergische Konjunktivitis	Tränenfluß, Juckreiz, konjunktivale Injektion, Hyperämie, Chemosis, Lidschwellung
I	Nase	Allergische Rhinitis	Niesanfälle, Fließschnupfen, behinderte Nasenatmung, Schleimhautschwellung
I	Nasenneben-höhlen	Allergische Sinusitis	NNH-Klopfschmerz Kopfschmerzen
	Pharynx	Allergische Pharyngitis	Gaumenschwellung
I	Kehlkopf	Allergische Laryngitis	Heiserkeit, Glottisödem
I	Unterer Respi-rationstrakt	Allergisches Asthma bronchiale	Trockener Husten, zäher Auswurf, trockene Rassel-geräusche, verlängertes Exspirium, bronchiale Obstruktion
I	Herz-Kreislauf-system	Anaphylaktische Schock-reaktion	Hautblässe, Blutdruckabfall, Tachykardie, Bewußt-losigkeit, Kreislaufstillstand
I	Haut	Allergische Urtikaria, Quincke-Ödem	Juckreiz, Erythem, Quaddeln, Ödem, keine epidermale Beteiligung
IV	Haut	Kontaktekzem	Erythem, Schuppung, Vesikel, Infiltration, epidermale Beteiligung

Atopie

Coca prägte 1923 den englischen Begriff „atopy", um Erkrankungen des allergischen Formenkreises zusammenzufassen, bei denen eine kontaktallergische Ursache nicht identifiziert werden konnte und eine erbliche Ursache angenommen wird [114, 115]. Es gibt keine einheitliche Definition der Atopie. Nicht nur zwischen verschiedenen Fachdisziplinen, auch innerhalb der gleichen Disziplinen gehen die Meinungen, welche Voraussetzungen gegeben sein müssen, um das Vorliegen einer Atopie zu diagnostizieren, z.T. erheblich auseinander. In dieser Arbeit wird vom Vorliegen einer Atopie ausgegangen, wenn die Probanden im Pricktest auf mindestens eines der getesteten Allergene aus Tabelle 4 eine positive Reaktion zeigen [6].

Asthma bronchiale

Eine obstruktive Ventilationsstörung – synonym wird oft der Begriff Asthma bronchiale benutzt – ist durch eine Entzündung im Bereich der Bronchialschleimhaut gekennzeichnet. Diese Entzündungsreaktion führt zu einer Überempfindlichkeit der Atemwege. Auf verschiedenste Reize hin (z.B. Parfüm, Deospray, Autoabgase, naßkalte Witterung) kann es zu einer Verengung der Atemwege durch ein Zusammenziehen der glatten Muskulatur (Bronchokonstriktion) kommen. Außer der akuten Verengung der Atemwege durch Kontraktion der glatten Muskulatur kommt es im weiteren Verlauf u.a. zu einer überschießenden Schleimproduktion, so daß auch durch diesen Mechanismus eine weitere Verengung der Atemwege erfolgt.

Die Verengung der Atemwege führt zu verschiedensten Symptomen wie Husten, Auftreten von Atemgeräuschen (Giemen), Atemnot, bis hin zum Panik auslösenden Erstickungsgefühl. Der Nachweis einer akuten Verengung kann durch eine Lungenfunktionsprüfung z.B. mittels Spirometrie und/oder der Ganzkörperplethysmographie erfolgen [11, 41, 69].

Eine bronchiale Überempfindlichkeit (Hyperreagibilität) wird mittels einer inhalativen Expositionstestung diagnostiziert. In unserem Labor wird Methacholin eingesetzt, um diese Prüfung durchzuführen; es ist jedoch auch möglich, Histamin oder Carbachol zu verwenden. Typisch für das Asthma bronchiale ist eine von der Tageszeit abhängige (zirkadiane) Schwankung der Verengung der Atemwege. Aus diesem Grunde ist es wichtig, zu verschiedenen Tageszeiten eine Messung der Lungenfunktion durchzuführen (Tagesprofil). Diese tageszeitlichen Schwankungen können durch die Einnahme von Medikamenten verwischt werden [23].

Stufenschema der Diagnostik

Das diagnostische Vorgehen bei Verdacht auf Allergien vom Soforttyp, die sich an der Haut, den Konjunktiven, dem oberen und unteren Atemtrakt sowie am Lungengewebe manifestieren, basiert auf einem Stufenschema [17] (Abb. 5).

Die üblichen allergologisch diagnostischen Verfahren umfassen den Haut-Pricktest, den Intrakutantest, den Reibtest (bei Soforttypsensibilisierungen) und den Epikutantest (bei Verdacht auf Spättypsensibilisierungen). Diese Untersuchungen beruhen auf der Erfahrung, daß bei vorhandener Sensibilisierung der Antigenkontakt mit der Haut eine allergische Reaktion auslösen kann.

Die Anamnese erhoben wir mittels eines von uns speziell für Symptome einer Naturlatex-Typ I-Allergie entwickelten Fragebogens (Anhang B). Die hier gemachten Angaben wurden im Anamnesegespräch weiter vertieft und vom Arzt ergänzt. Besonderen Wert legten wir auf die Erhebung des beruflichen Werdegangs und die Intensität des Kontaktes mit den gepuderten Naturlatex-Handschuhen. Bei der Erfragung des zeitlichen Verlaufs des Auftretens der einzelnen Symptome der Typ I-Allergie hielten wir fest, wann die ersten Symptome, insbesondere an der Haut und in den oberen und unteren Atemwegen, bemerkt wurden. Aus diesen Angaben berechneten wir die Dauer der asymptomatischen Expositionszeit so-

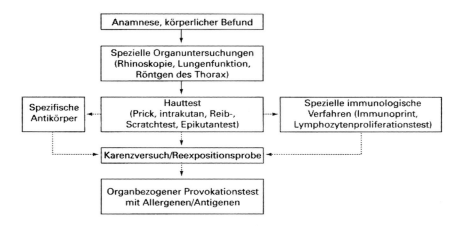

Abb. 5.   Stufenschema des diagnostischen Vorgehens bei Verdacht auf exogen-allergische Erkrankungen.

wie den Zeitraum zwischen den erstmaligen, meist an der Haut sich manifestierenden Krankheitserscheinungen und dem erstmaligen Auftreten von Symptomen der unteren Atemwege.

Weiterhin erhoben wir eine allgemeine Allergieanamnese, wobei insbesondere vorbestehende Pollinosis, atopisches Ekzem, Milchschorf und allergisches Asthma erfragt wurden. Hierdurch konnten wir den Anteil der Patienten ermitteln, der unabhängig von der Naturlatex-Allergie an einer Erkrankung des atopischen Formenkreises litt.

Haut-Pricktest

Hierbei wird zwischen dem breit angelegten Suchtest mit ubiquitären Allergenen und dem gezielten Pricktest bei konkreten Hinweisen, z. B. auf Heuschnupfen oder Nahrungsmittelunverträglichkeit, unterschieden.

Besonders zu berücksichtigen ist, daß Antihistaminika in Abhängigkeit von

ihrer Wirkdauer bis zu 4 Wochen vor der Testung abgesetzt werden sollten, trizyklische Antidepressiva und Ketotifen eine Woche vorher.

Technik: Man trägt auf die Innenseite des Unterarms je 1 Tropfen der zu testenden Allergenlösungen im Abstand von etwa 4 cm auf. Mit einer Lanzette, die nach jedem Allergen gewechselt wird, werden durch den Tropfen hindurch die oberflächlichen Hautschichten schräg durchstochen und leicht angehoben. Es sollte nicht bluten. Daher verwendet man am besten eine spezielle Allergietestnadel oder eine Lanzette.

Zur Beurteilung der allgemeinen Hautreagibilität und der einzelnen Testreaktion sind immer eine Negativkontrolle (Allergenlösungsmittel) und eine Positivkontrolle (Histaminlösung) notwendig.

Falls anamnestisch der Verdacht auf eine hochgradige Sensibilisierung (anaphylaktischer Schock oder Schockfragmente) besteht, muß mit Verdünnungsreihen der Allergenlösung gearbeitet werden. Üblich sind Verdünnungen beginnend mit einer Konzentration von 1 : 1000.

Im Haut-Pricktest zeigt sich beim Vorliegen einer IgE-vermittelten Sensibilisierung nach 15 – 20 Minuten eine typische juckende Quaddel mit umgebendem Erythem.

Eine stärkere Reizantwort geht mit pseudopodienartigen Ausläufern der zentralen Quaddel einher und wird bei der Dokumentation mit dem Kürzel „PS" gekennzeichnet. Für die Auswertung werden die mittleren Durchmesser der Quaddel und des Erythems in Millimetern ausgemessen.

Die Beurteilung der Reaktion gegenüber den einzelnen Allergenen bezieht sich auf die Histaminreaktion + + + und die Lösungsmittelkontrolle 0. Ein Quaddeldurchmesser, der doppelt so groß ist wie die Histaminreaktion, wird mit + + + + eingestuft, die Hälfte mit + +, ¼ des Histamindurchmessers mit +. Falls die Histaminquaddel sehr schwach ist oder ganz fehlt, schließen auch fehlende Reaktionen auf die getesteten Allergene eine Sensibilisierung gegenüber diesen Stoffen nicht aus.

Die Hauttestreaktionen können z.B. durch Antihistaminika, Psychopharmaka, Kortikoidexterna oder systemisch ap-

Tab. 4.   Liste der ubiquitären Umweltallergene im Standard Haut-Pricktest.

	Allergen	Hersteller
1.	Derm. farinae	(ALK)
2.	Derm. pteronyssinus	(ALK)
3.	Chironomus Chi t I	(BGFA)
5.	Hundehaare	(ALK)
6.	Pferdehaare	(ALK)
7.	Katzenhaare	(ALK)
8.	Federtiere	(HAL)
9.	Tierepithelien	(HAL)
10.	Alternaria tenuis	(ALK)
11.	Aspergillus fumigatus	(ALK)
12.	Cladosporium herbarum	(ALK)
13.	Bäume I	(HAL)
14.	Bäume II	(HAL)
15.	Bäume III	(HAL)
16.	Sträucher	(HAL)
17.	Kräuter	(HAL)
18.	Gräser	(ALK)
19.	Hühnereiweiß	(ALK)
20.	Kuhmilch	(ALK)

pliziert Kortikosteroide abgeschwächt oder unterdrückt werden. Reaktionen auf das Lösungsmittel zeigen eine überschießende unspezifische Hautreagibilität an, z. B. bei Vorliegen einer Urticaria factitia, und weisen damit Reaktionen auf Allergielösungen möglicherweise als falsch aus. Auch durch Irritantien in Allergenextrakten können falsch-positive Hautreaktionen hervorgerufen werden. Dies ist z. B. bei einigen auf dem Markt befindlichen Schimmelpilz- und Nahrungsmittelextrakten der Fall.

In den hier vorgestellten Untersuchungen wurde in der Regel eine Standardreihe mit 20 ubiquitären Umweltallergenen getestet (Tab. 4). Von einer atopischen Diathese wurde ausgegangen, wenn mindestens eines dieser Allergene eine signifikante Sofortreaktion zeigte (Quaddelgröße mindestens 50% der Histamin-Kontrolle).

Antikörperbestimmung im Serum

Gesamt-IgE

Eine Erhöhung des Gesamt-IgE-Spiegels liegt vor allem bei Polysensibilisierungen vom Typ I vor. Dagegen findet man bei Personen mit eng umschriebenen Sensibilisierungsmustern häufig normale IgE-Serumkonzentrationen unter 100 kU/L. Bei 1/3 der Patienten mit nichtallergischem Asthma bronchiale und 2/3 des Personenkreises, der an allergischem Asthma bronchiale leidet, können erhöhte Gesamt-IgE-Spiegel nachgewiesen werden. Die große Streuungsbreite macht deutlich, daß diese Untersuchung nicht sehr spezifisch ist. Differentialdiagnostische Bedeutung kommen der Gesamt-IgE-Bestimmung bei der allergisch bronchopulmonalen Aspergillose (IgE-Spiegel meist größer als 2000 kU/L), dem IgE-Myelom und dem Hyper-IgE-Syndrom (IgE-Spiegel > 10.000 kU/L) zu [17].

Allergenspezifische IgE-Antikörper

Eine Alternative oder Ergänzung zur Allergenhauttestung ist die Bestimmung der allergenspezifischen IgE-Antikörper. Das Allergenspektrum ist jedoch nicht so umfangreich, und die Bestimmung ist wesentlich teurer als die Hauttestung.

Zur Zeit befinden sich verschiedene Verfahren auf dem Markt, wie der RAST (Radio-Allergo-Sorbent-Test), EAST (Enzym-Allergo-Sorbent-Test), CAP-System, Allercoat, Magic Lite und andere. Bei all diesen Methoden werden im Blut zirkulierende allergenspezifische IgE-Antikörper semiquantitativ und zum Teil auch quantitativ erfaßt.

Die Beurteilung der IgE-Antikörperbestimmungen wird anhand einer Eich-

Tab. 5. Definition der CAP-Klassen.

IgE-Konzentration (kU/L)	CAP-Klasse
< 0,35	0
0,35 – 0,7	1
0,71 – 3,5	2
3,51 – 17,5	3
17,51 – 50	4
50,01 – 100	5
> 100	6

kurve der erhaltenen Aktivität in CAP-Klassen eingeteilt [71]:

Die Höhe des Antikörperspiegels korreliert nicht bei allen Betroffenen mit der klinischen Manifestation der Sensibilisierung.

Lungenfunktionsdiagnostik

Spirometrie und Fluß-Volumen-Kurve

Die im folgenden beschriebenen Untersuchungen wurden qualitätsgesichert entsprechend den Empfehlungen der American Thoracic Society (ATS) durchgeführt [11].

Bei der Durchführung einer spirometrischen Untersuchung atmet der Proband zunächst ruhig ein und aus. Der langsamen Ausatmung bis zum Residualvolumen folgt die langsame Einatmung bis zur Totalkapazität (Erfassung der inspiratorischen Vitalkapazität, IVK, IVC), der sich die forcierte Ausatmung anschließt. Die Bestimmung des in der ersten Sekunde der forcierten Ausatmung exspirierten Volumens (FEV_1) ist der wohl aussagekräftigste Einzelwert der spirometrischen Analyse. Sein Bezug auf die inspiratorische Vitalkapazität führt zur relativen Sekundenkapazität (oder Tiffeneau-Wert). Mit Hilfe der 3 Größen VC, FEV_1 und deren Verhältnis zueinander ist eine Unterscheidung der obstruktiven und restriktiven Ventilationsstörung sowie die Angabe ihres Schweregrades in den meisten Fällen möglich. Mit den heute ausschließlich verwendeten Pneumotachographen wird die Stromstärke (Fluß oder Flow) erfaßt, die Volumina werden elektronisch be-

rechnet. Die Aufzeichnung der Stromstärke über dem errechneten Volumen führt zum Fluß-Volumen-Diagramm. Das Volumen-Zeit-Diagramm und das Fluß-Volumen-Diagramm sind unterschiedliche Darstellungen des gleichen Atemmanövers.

Bei einer obstruktiven Ventilationsstörung ist im einfachsten Fall die inspiratorische Vitalkapazität regelrecht, während die absolute und relative Ein-Sekundenkapazität erniedrigt sind. Bei einer restriktiven Ventilationsstörung ist die Vitalkapazität ähnlich erniedrigt wie die absolute Ein-Sekundenkapazität, so daß die relative Ein-Sekundenkapazität normal ist. Bisweilen liegen Mischbilder vor, d. h., die Vitalkapazität und die absolute Ein-Sekundenkapazität sind erniedrigt, jedoch in unterschiedlichem Maß. Hier sollte nicht vorschnell von einer kombinierten Ventilationsstörung gesprochen werden, da definitionsgemäß bei einer kombinierten Ventilationsstörung eine eigenständige obstruktive und eine separate restriktive Komponente vorliegen muß. Auch eine schwere Obstruktion kann jedoch zu einer erniedrigten Vitalkapazität führen. In diesem Falle ist die verkleinerte Vitalkapazität nicht Folge einer restriktiven Ventilationsstörung, sondern einer Obstruktion. Es ist dann zu prüfen, ob diese reversibel ist (Bronchospasmolysetest mit einem β_2-Sympathomimetikum, bei Nicht-Ansprechen zusätzlich auch mit einem Anticholinergikum) und ob dann auch die Vitalkapazität ansteigt. Die Diagnose einer kombinierten Ventilationsstörung sollte daher nie auf der alleinigen Durchführung einer spirometrischen Untersuchung beruhen, sondern stets Daten berücksichtigen, die mit Hilfe der Ganzkörperplethysmographie oder

Fremdgas-Methode gewonnen werden können.

Von entscheidender Wichtigkeit ist dabei die Qualitätskontrolle spirometrischer Untersuchungen. Die Kriterien, nach denen spirometrische Kurven zum einen als akzeptabel, zum anderen als reproduzierbar gelten können, werden ebenfalls aufgeführt. Beide Kriterien (Akzeptabilität und Reproduzierbarkeit) sind bei spirometrischen Manövern stets zu prüfen. Es ist immer erforderlich, die spirometrischen Kurven optisch zu beurteilen. Eine antiobstruktive oder proobstruktive (z. B. β-Blocker) Medikation und die Uhrzeit der Untersuchung (zirkadiane Rhythmik) sind stets zu dokumentieren. Die intensive Motivation des Probanden während der Atemmanöver durch den Untersucher ist dabei von entscheidender Bedeutung für die Qualität [15, 17, 41].

Die 3 besten Spirogramme werden archiviert. Aus allen akzeptablen FVC-Manövern werden die größte FVC und das größte FEV_1 (die aus unterschiedlichen Kurven stammen können) und die 3 "besten Kurven" (Kurven mit den größten Summenwerten aus FVC und FEV_1) bestimmt und dokumentiert. Die Werte von PEF, MEF_{75}, MEF_{50} und MEF_{25} werden aus der "besten Einzelkurve" genommen [41].

Bodyplethysmographie

Die Bodyplethysmographie erlaubt weitgehend mitarbeitsunabhängig die direkte Bestimmung der totalen und spezifischen Resistance (sR_t, sR_{eff}), deren Kehrwerte, (spezifische Conductance (sG_t, sG_{eff})) sowie das thorakale Gasvolumen (TGV).

Für den Atemwegswiderstand R_t ergibt sich [137]:

$$R_t = \frac{sR_t}{TGV} = \frac{tan\ \alpha}{tan\ \beta \times K_2}$$

sR_{eff} und R_{eff} zeichnen sich dadurch aus, daß sie proportional dem Kehrwert von tan β durch das Druck-Strömungs-Diagramm, definiert über das Flächenintegral nach dV, sind. Nach Matthys et al. (1995) dividiert man nicht durch das am Ende der normalen Ausatmung gemessene TGV, sondern durch TGV plus der Hälfte des Atemzugvolumens V_T; entsprechend ergibt sich [95]:

$$R_t = \frac{sR_t}{(TGV + V_T 2)}$$

bzw.

$$R_{eff} = sR_{eff}(TGV + V_T2)$$

Moderne Ganzkörperplethysmographen erlauben mit ihrem Pneumotachometer und der dazugehörigen Software ohne Anwendung von Fremdgas die Erfassung aller statischen und dynamischen Lungenfunktionsparameter einschließlich des Residualvolumens (RV) und der totalen Lungenkapazität (TLC). Dabei ist es sinnvoll, entsprechend dem Vorschlag von Matthys et al. (1995) den Meßablauf standardisiert vorzunehmen [95]. Der wesentliche Vorteil dieses Vorgehens mit entsprechendem Befundausdruck ist die Erleichterung einer "Blickbeurteilung und -diagnose" infolge der Darstellung aller akzeptierten, graphisch wiedergegebenen Atemkurven in Abhängigkeit vom absoluten individuellen Lungenvolumen.

Qualitätssicherung

Es werden initial Druckströmungsdiagramme so lange geschrieben und verworfen, bis der durch den Temperaturausgleich bedingte Drift nicht mehr vorhanden ist. Es sollten dann mindestens 3 akzeptable Druckströmungsdiagramme und Verschlußdruckkurven registriert und gespeichert werden, wobei weitgehende Deckungsgleichheit vorliegen muß. Die Verschlußdruckkurven dürfen keine Schleifen bilden. Anzustreben ist dabei eine Atemfrequenz von 0,5 – 1 Hz und Druckänderungen im Druckströmungsdiagramm von maximal 2 kPa. Die Streuung des TGV soll nicht mehr als 5 % des Mittelwertes, die Streuung der spezifischen Resistance nicht mehr als 10% des Mittelwertes betragen; es wird jeweils die Median-Kurve ausgewählt [41].

Methacholintest

Die unspezifische bronchiale Überempfindlichkeit (Hyperreagibilität) ist definiert durch eine krankhaft gesteigerte konstriktorische Reaktion der Atemwege auf chemische, physikalische und pharmakologische Reize, die normalerweise unterschwellig sind und keine signifikanten Reaktionen auslösen. Sie ist ein wesentliches Merkmal des Asthma bronchiale allergischer und nichtallergischer Genese; sie ist dabei häufig schon im Frühstadium und auch im beschwerdefreien Intervall nachweisbar [67].

Die Erfassung und Bewertung der unspezifischen bronchialen Hyperreagibilität stützt sich auf die "Empfehlungen zur Durchführung bronchialer Provokationstests mit pharmakologischen Substanzen" [83]. Hier finden sich auch ausführliche Darstellungen der Untersuchungstechnik und der erforderlichen Medikamentenpausen.

Empfohlen werden kann die Durchführung mittels der sogenannten Reservoirmethode mit dem PARI Provocation Test@ II wobei als Testsubstanz wahlweise Methacholin oder Carbachol in 5 Stufen verabreicht wird.

Tab. 6. Kontraindikationen für die Testung der unspezifischen bronchialen Hyperreagibilität.

1. mittelschwere Atemwegsobstruktion

2. schwere kardiale Erkrankungen, insbesondere bradykarde Rhythmusstörungen, Gebrauch von Parasympathomimetika

3. spirometrie-induzierte Obstruktion (gilt nicht für ganzkörperplethysmographische Messungen)

4. Exazerbation eines Asthma bronchiale

5. schwere arterielle Hypertonie

6. Schwangerschaft

Befundinterpretation

Der Befund ist auf der Basis einer Dosis-Wirkungs-Beziehung zu erheben. Ein positives Ergebnis ist in Form der Provokationsdosis (PD) oder als Provokationskonzentration (PK) anzugeben.

Ein positiver inhalativer Methacholin- oder Carbacholtest liegt vor, wenn eine der folgenden Bedingungen bei einer Methacholin- (Carbachol-)Dosis von $\leq 0{,}30$ mg erfüllt ist:

- Anstieg des sR_t um mindestens 100 % auf mindestens 2,0 kPa * s
- Abfall des FEV_1 um mindestens 20 %

Besondere Vorsicht ist geboten, wenn in der Vorgeschichte ein Status asthmaticus oder ein anaphylaktischer Schock eruierbar ist. Zu beachten ist, daß Zigarettenrauchen direkt vor der Untersuchung das Ergebnis beeinflussen kann [83].

Arbeitsplatzbezogene Expositionstestung

Aufgrund der mit einer Allergenexposition verbundenen Risiken war eine sorgfältige Indikationsstellung notwendig. Vor der Expositionstestung erhielt jeder Proband einen venösen Zugang. Während der Testung wurden die klinischen Symptome von der im Raum anwesenden MTA dokumentiert. Ein Arzt war stets innerhalb von einer Minute erreichbar, um im Falle einer allergischen Reaktion ggf. sofort eingreifen zu können.

Zunächst erfolgte eine Leerwertmessung der Lungenfunktionsparameter (Bodyplethysmographie (R_t, sR_t, IGV), Spirometrie und Fluß-Volumen-Kur-

ve), Blutgasanalyse (PaO_2, $PaCO_2$) und aktive anteriore Rhinomanometrie (nasaler Fluß, nasaler Widerstand). Die Patienten trugen Folienhandschuhe, um eine perkutane Aufnahme des Latexallergens über die Hände zu verhindern, da ausschließlich aerogen übermittelte Überempfindlichkeitsreaktionen erfaßt werden sollten.

Zu Beginn der Exposition wurde als Negativkontrolle mit 10 Paar Vinylhandschuhen, die vor der Testung manuell mit Maisstärkepuder ohne Latexkontakt gepudert wurden, 30 Minuten lang hantiert (schütteln, umstülpen). Anschließend erfolgte eine gleichartige Exposition unter Verwendung eines Paars gepuderter Naturlatex-Handschuhe (Unigloves Malaysia), und zwar zuerst über 5 Minuten, dann über 15 Minuten. Bei Ausbleiben einer Überempfindlichkeitsreaktion wurden in gleicher Weise 10 Paar der letzteren Handschuhe über 10 und dann über 30 Minuten eingesetzt. Die maximale Dauer der Exposition gegenüber gepuderten Handschuhen aus Naturlatex betrug somit 60 Minuten [5, 6].

Da Ende der 90er Jahre einige Versicherte mit nachgewiesenen asthmatischen Beschwerden durch Exposition gegenüber Naturlatex angaben, auch bei der Verwendung von puderfreien Handschuhen durch Kolleginnen Atemwegsbeschwerden entwickelt zu haben, führten wir ab August 2000 nach der Exposition mit Maisstärkepuder eine Kontrollexposition mit 10 Paar ungepuderten Handschuhen aus Naturlatex (NoPowder Exam der Firma Ansell Medical, München) durch.

Die Ergebnisse dieser erweiterten Testungen sind in dieser Arbeit nicht berücksichtigt, das verwendete Bildmaterial stammt jedoch zum Teil aus dieser Zeit.

Nach jeder Expositionsstufe fanden Zwischenmessungen statt. Die Zwischen- und Nachmessungen umfaßten in den meisten Fällen die Parameter der Leerwertmessung. Der Expositionstest wurde unter folgenden Umständen beendet oder abgebrochen:

- nach dem Ende der höchsten Expositionsstufe,
- nach dem Auftreten einer signifikanten Bronchialobstruktion,
- nach dem Auftreten starker klinischer Symptome,
- auf Wunsch des Probanden.

Als eindeutig positive Reaktion wurden eine Verdoppelung des basalen spezifischen Atemwegswiderstandes ($sR_t = R_t * IGV$) auf einen Wert von mindestens 2 kPa * s oder ein Abfall der basalen Einsekundenkapazität FEV_1 um mindestens 20% angesehen. Nachmessungen wurden 60, 120, 240, 300, 360 Minuten sowie 24 Stunden nach Exposition durchgeführt [6].

Therapeutische Optionen

In der hier vorliegenden Arbeit wird hauptsächlich beschrieben, welche Maßnahmen zur Primär- und Sekundärprävention der Naturlatexallergie ergriffen werden können. An dieser Stelle sei kurz skizziert, welche therapeutischen Möglichkeiten zur Verfügung stehen.

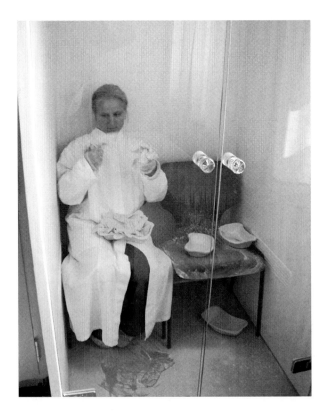

Abb. 6. Arbeitsplatzbezogene Expositionstestung mit Handschuhen aus Naturkautschuk. Der Puder auf dem Stuhl und dem Boden stammt aus der Testung mit Handschuhpuder ohne Kontakt zu Naturlatex.

Bisher ist die etablierte Therapie der Naturlatex-Allergie symptombezogen und unspezifisch (Antihistaminika, Koritkosteroide, Immunsuppressiva).

Seither sind mehrere Studien veröffentlicht worden, in denen die Anwendung einer spezifischen Immuntherapie beschrieben wurde. Leynadier und Mitarbeiter untersuchten 17 Personen mit Haut- und/oder Atemwegssymptomen in einer randomisierten, plazebo-kontrollierten Doppelblindstudie über 12 Monate. Am Ende der Untersuchung zeigte sich eine Besserung der rhinitischen und der Hautbeschwerden, die asthmatischen Symptome zwischen beiden Gruppen unterschieden sich nicht signifikant. Nach der Injektion wurden in einigen Fällen schwerwiegende Nebenwirkungen vom Blutdruckabfall bis hin zum Pharynxödem beobachtet [88].

In einer spanischen Arbeit berichten Tabar et al. über eine Doppelblindstudie mit Extrakten der Firma ALK-Abello-Espana [129]. 24 Patienten mit einer Sensibilisierung gegenüber Naturlatex-Allergen und Symptomen einer beruflich bedingten Allergie wurden untersucht. Die Behandlung umfaßte eine erste Phase mit 18 Injektionen über einen Zeitraum von 14 Wochen. 16 Probanden erhielten das Verum, 8 das Plazebo. 578 Dosen wurden appliziert, in 41 Fällen (7,1%) kam es zu unerwünschten Wirkungen. 21 systemische Soforttypreaktionen (5,7%) und 10 verzögerte systemische Reaktionen (2,6%) wurden beobachtet. Die unerwünschten Nebenwirkungen wurden häufiger bei Patienten mit Atemwegsbeschwerden beobachtet (p < 0,05). Nach 6 Monaten zeigte sich in der Gruppe, welche die aktive Behandlung erhalten hatte, eine deutliche Besserung der Hautreaktio-

nen im Reibtest und Trageversuch. Die Autoren kommen zu dem Ergebnis, daß die spezifische Immuntherapie zwar effektiv ist, aber zur Zeit eine Hochrisiko-Behandlung darstellt.

In einem ersten Bericht über eine sublinguale Immuntherapie der Naturlatex-Allergie beschreibt die italienische Arbeitsgruppe um Patricia eine 4 Tage dauernde Kurztherapie mit 24 Probanden (12 in der Verum- und 12 in der Plazebo-Gruppe). Nebenwirkungen wurden nicht beobachtet. Nach 3 Monaten konnten alle Probanden in der Verum-Gruppe Handschuhe ohne Beschwerden tragen, bei diagnostischen und therapeutischen Maßnahmen sind keine allergischen Symptome aufgetreten [108].

In einer weiteren Studie dieser Arbeitsgruppe wurde an 5 Probandinnen mit gesicherter Naturlatex-Allergie eine kutane Hyposensibilisierung durchgeführt. Die Studienteilnehmerinnen trugen täglich Handschuhe aus Naturlatex, die Tragzeit wurde allmählich bis zu einer Dauer von 60 Minuten gesteigert. Zwölf Monate nach dem Beginn der Untersuchung konnten alle täglich Handschuhe tragen, ohne allergische Symptome zu entwickeln [107].

Falls sich die Erfolge der oralen Hyposensibilisierung in größeren Kollektiven reproduzieren lassen, könnte diese Methode für Naturlatex-Allergiker eine wirksame Option sein, um sich vor unerwünschten Wirkungen im Rahmen von ärztlichen und zahnärztlichen Eingriffen zu schützen.

Epidemiologische Begriffe

Der Begriff *Prävalenz* bezeichnet die Anzahl von Erkrankten oder Ereignissen in einer definierten Population zu einem definierten Zeitpunkt. Dagegen wird mit der *Inzidenz* die Anzahl von Neuerkrankungen in einem Kollektiv oder einer Population während einer bestimmten Zeit beschrieben, in dieser Untersuchung z.B. das Auftreten von durch Naturlatex-Allergene ausgelöstem Asthma bronchiale bei Beschäftigten im Gesundheitswesen innerhalb eines Jahres.

Bias: Systematischer Fehler oder Verzerrung der Studienresultate. Zum Beispiel können durch Selektion von Patienten systematische Unterschiede zwischen 2 Gruppen, die miteinander verglichen werden, entstehen. So kann ein Unterschied im Endergebnisses oder Outcome dadurch zustande kom-

men, daß in der einen Gruppe Patienten mit schwereren Erkrankungsformen oder ausgeprägterem Risikoprofil beobachtet wurden und der gemessene Unterschied lediglich ein scheinbarer Unterschied ist (=Selektionsbias).

Confounding: Das Ausmaß einer Intervention oder einer Exposition (Ursachenforschung) wurde verzerrt gemessen wegen einer Assoziation der Exposition (Noxe oder Medikament) mit einem anderen Faktor, der die Entwicklung des Outcomes beeinflußt. Oder anders ausgedrückt: Verursacht Faktor A die Erkrankung B? Ein Confounder X muß somit ein Risikofaktor für die Erkrankung B und mit dem Faktor A assoziiert sein [12].

Untersuchungen

Inzidenz und Prävalenz einer Sensibilisierung bzw. Allergie gegen Naturlatex

In der folgenden Aufstellung werden unsere eigenen Untersuchungen zu Inzidenz und Prävalenz und die Ergebnisse internationaler Arbeitsgruppen der Naturlatexallergie in der "Normal"-Bevölkerung und speziell für Beschäftigte im Gesundheitswesen dargestellt.

Methodik

Es erfolgte eine Auswertung der per Medline Recherche identifizierbaren Publikationen, die die Prävalenz und Inzidenz der Allergie gegen Naturlatex bei Beschäftigten im Gesundheitswesen behandelten. Die Suche umfaßte die Schlüsselwörter: "latex, allergy, incidence, prevalence". Die in den gefundenen Quellen zitierte Literatur wurde ebenfalls auf weiterführende Studien hin gesichtet. Zur Feststellung der Prävalenz in nicht beruflich gegenüber Naturlatex exponierten Berufsgruppen wurden vom Mai 1996 – Mai 1998 alle 565 im BGFA zur Begutachtung vorgestellten Probanden (Alter 16 – 93, Median 56 Jahre) im Rahmen des Standard-Pricktestes mit einem Naturlatexextrakt (BGFA 0,01 mg Protein) untersucht, in allen Fällen eines positiven Hauttestes wurden die IgE-Antikörper im Serum gegenüber Naturlatex-Allergenen bestimmt. Weiterhin wurden die von der BGW zur Verfügung gestellten Daten der BK Meldungen bezüglich der BK 4301 und 5101 aus den Jahren 1996 – 2000 unter spezieller Berücksichtigung der Naturlatex-Allergie bezüglich der jährlichen Inzidenz ausgewertet.

Ergebnisse

Die Auswertung der Haut-Pricktestungen mit einem Latexextrakt bei 565 zu begutachtenden Probanden ohne bekannte berufliche Exposition gegenüber Naturlatex ergab in 6 Fällen einen positiven Befund. Fünf dieser Probanden hatten serologisch nachweisbare IgE-Antikörper gegen Naturlatex-Allergene, wobei in 2 Fällen ein Gesamt-IgE Wert von >2000 kU/l vorlag. Die Prävalenz einer kutanen Sensibilisierung gegenüber Naturlatex-Allergenen lag in diesem Kollektiv somit bei 1,06%, berücksichtigt man lediglich den Antikörperbefund so würde die Prävalenz der Sensibilisierung bei 0,88% liegen.

Die Zusammenfassung der Literatur schließt sich in tabellarischer Form an (Tab. 7), abschließend sind die Inzidenzen aus dem Bereich der BGW graphisch dargestellt (Abb. 7 – 20).

Tab. 7. Übersicht über Studien zur Prävalenz der Sensibilisierung gegenüber Naturlatex-allergenen in der Gesamt-Bevölkerung und bei Beschäftigten im Gesundheitswesen in verschiedenen Kollektiven.

	Anzahl der Prob-anden	Typ I-Sensibi-gegen NL (%)	Region	Methodik	Asthma durch NL-Aller-gie (%)	Erstautor	Jahr der Ver-öffent-lichung
Gesamt-Bevölkerung							
Patienten in einer derma-tologischen Ambulanz	130	0,8	Finnland	Pricktest	n.u.	Turjanmaa [136]	1987
"Kontroll-probanden"	206	0	Frankreich	Pricktest	n.u.	Pecquet [109]	1990
Atopiker (allergolo-gische Am-bulanz)	100	3,0	Kanada	Pricktest	n.u.	Arellano [14]	1992
Nicht-Atopiker (allergolo-gische Am-bulanz)	272	0,4	Frankreich	Pricktest	n.u.	Moneret-Vautrin [102]	1993
Atopiker (allergolo-gische Am-bulanz)	180	9,4	Frankreich	Pricktest	n.u.	Moneret-Vautrin [102]	1993
Blutspender	1000	6,4	USA	IgE-Anti-körper	n.u.	Ownby [104]	1996
Lehrlinge vor Beginn der Aus-bildung	769	0,7	Kanada	Pricktest	n.u.	Gautrin [49]	1997
Ambulante Patienten	258	6,6	Frankreich	Pricktest und IgE-Antikörper	n.u.	Porri [111]	1997

n.u. = nicht untersucht.

Tab. 7. Fortsetzung.

	Anzahl der Probanden	Typ I-Sensibi-gegen NL (%)	Region	Methodik	Asthma durch NL-Aller-gie (%)	Erstautor	Jahr der Ver-öffent-lichung
Gesamt-Bevölkerung							
Blutspender	7042	6,1	Groß-britannien	IgE-Anti-körper	n.u.	Merrett [98]	1999
Blutspender	1025	3,5	Italien	IgE-Anti-körper	n.u.	Senna [119]	1999
Asthmatische Patienten	216	1,4	Türkei	Pricktest	n.u.	Harmanci [59]	2000
Teilnehmer der NHANES III Studie	5270	18,6	USA	IgE-Anti-körper	n.u.	Garabrant [47]	2001
Beschäftigte im Gesund-heitswesen							
Operations-saal/Labor	512	2,8	Finnland	Pricktest	n.u.	Turjanmaa [136]	1987
OP-Schwe-stern	71	5,6	Finnland	Pricktest	n.u.	Turjanmaa [136]	1987
Chirurgen	54	7,4	Finnland	Pricktest	n.u.	Turjanmaa [136]	1987
Ärzte (Chi-rurgen, Anä-sthesisten, Laborärzte)	101	9,9	Kanada	Pricktest	n.u.	Arellano [14]	1992
Zahnärzte	1043	13,7	USA	Frage-bogen	n.u.	Berky [27]	1992
OP-Schwe-stern	197	10,7	Frankreich	Pricktest	n.u.	Lagier [87]	1992
Krankenhaus-mitarbeiter	224	16,9			n.u.	Yassin [147]	1994

n.u. = nicht untersucht.

Tab. 7. Fortsetzung.

	Anzahl der Prob- anden	Typ I- Sensibi- gegen NL (%)	Region	Methodik	Asthma durch NL-Aller- gie (%)	Erstautor	Jahr der Ver- öffent- lichung
Beschäftigte im Gesund- heitswesen							
Krankenhaus- mitarbeiter	534	n.u.	Finnland	Frage- bogen	1,3	Kujala [86]	1995
Studierende der Zahn- medizin 1. und 2. Studienjahr	**20**	**0**	**Kanada**	**Pricktest**	**n.u.**	**Tarlo [132]**	**1995**
Studierende der Zahn -medizin 3. Studienjahr	**36**	**6**	**Kanada**	**Pricktest**	**n.u.**	**Tarlo [132]**	**1995**
Studierende der Zahn -medizin 4. Studienjahr	**39**	**10**	**Kanada**	**Pricktest**	**n.u.**	**Tarlo [132]**	**1995**
Beschäftigte in einer zahn- medizinischen Fakultät	**36**	**25**	**Kanada**	**Pricktest**	**n.u.**	**Tarlo [132]**	**1995**
Krankenhaus- mitarbeiter	273	4,7	Belgien	Pricktest	2,5	Vandenplas [142]	1995
Krankenhaus- mitarbeiter	86	11,6	Deutsch- land	Pricktest	5,8	Allmers [8]	1996
Kranken- schwestern, -pfleger	741	8,9	USA	IgE-Anti- körper	n.u.	Grzybowski [52]	1996
Kranken- schwestern, -pfleger	140	22	Australien	IgE-Anti- körper	n.u.	Douglas [42]	1997
Krankenhaus- mitarbeiter	135	8,2	USA	Epikutan- test	n.u.	Kibby [81]	1997

n.u. = nicht untersucht.

Tab. 7. Fortsetzung.

	Anzahl der Probanden	Typ I-Sensibi-gegen NL (%)	Region	Methodik	Asthma durch NL-Aller-gie (%)	Erstautor	Jahr der Ver-öffent-lichung
Beschäftigte im Gesund-heitswesen							
Anästhesie-personal	101	16	Schweiz	Pricktest	3	Konrad [84]	1997
Krankenhaus-mitarbeiter	1351	12,1	Kanada	Pricktest	n.u.	Liss [92]	1997
Anästhesie-personal	154	11	USA	Pricktest	2,4	Brown [34]	1998
Krankenhaus-mitarbeiter	57	14	Groß-britannien	Pricktest	n.u.	Handfield-Jones [58]	1998
Krankenhaus-mitarbeiter	56	12,5	Groß-britannien	IgE-Anti-körper	n.u.	Sinha [121]	1998
Mitarbeiter in Intensiv-stationen	122	14	Groß-britannien	Pricktest	n.u.	Watts [144]	1998
OP-Personal	163	14,1	Nieder-lande	IgE-Anti-körper	n.u.	Bijl [29]	1999
Zahnmedizin-studenten mit Kontakt zu gepuderten NL-Handschuhen	**103**	**15**	**Frankreich**	**Pricktest**	**n.u.**	**Levy D [89]**	**1999**
Zahnmedizin-studenten mit Kontakt zu gepuderten NL-Handschuhen	**37**	**5**	**England**	**Pricktest**	**n.u.**	**Levy D [89]**	**1999**
Zahnmedizin-studenten ohne Kontakt zu ge-puderten NL-Handschuhen	**49**	**0**	**England**	**Pricktest**	**n.u.**	**Levy D [89]**	**1999**

n.u. = nicht untersucht.

Tab. 7. Fortsetzung.

	Anzahl der Probanden	Typ I-Sensibi-gegen NL (%)	Region	Methodik	Asthma durch NL-Aller-gie (%)	Erstautor	Jahr der Ver-öffent-lichung
Beschäftigte im Gesund-heitswesen							
Kranken-schwestern	150	16,7	Polen	Pricktest	n.u.	Palczynski [106]	1999
Krankenhaus-mitarbeiter	59	3,4	Groß-britannien	Pricktest und IgE-Antikörper	n.u.	Smedley [122]	1999
Krankenhaus-mitarbeiter in einer pädiatri-schen Abteilung	300	1,7	Israel	IgE-Anti-körper	n.u.	Levy Y [90]	2000
Krankenhaus-mitarbeiter	531	6,2	USA	IgE-Anti-körper	n.u.	Page [105]	2000
OP-Personal	206	9,2	Türkei	Pricktest	n.u.	Sener [118]	2000
Krankenhaus-mitarbeiter	102	20,6	Italien	IgE-Anti-körper	n.u.	Valsecchi [138]	2000
Beschäftigte im Gesund-heitswesen	242	18,6	USA	IgE-Anti-körper	n.u.	Garabrant [47]	2001
OP-Personal	102	1	Australien	IgE-Anti-körper	n.u.	Hack [54]	2001

n.u. = nicht untersucht.

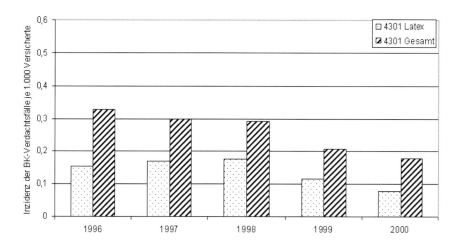

Abb. 7. Inzidenz der BK 4301 Verdachtsfälle im Bereich des gesamten von der BGW versicherten Gesundheitswesens.

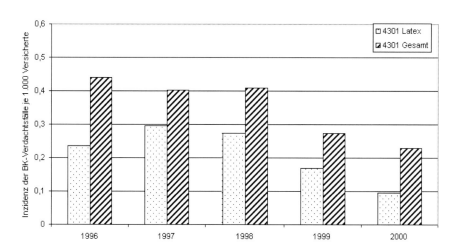

Abb. 8. Inzidenz der BK 4301 Verdachtsfälle in Akutkrankenhäusern mit OP.

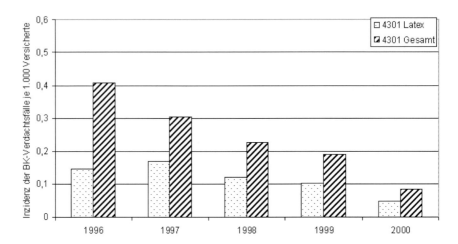

Abb. 9.   Inzidenz der BK 4301 Verdachtsfälle in Fachkliniken mit OP.

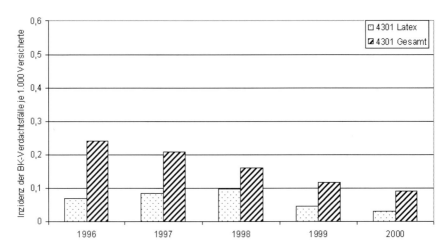

Abb. 10.   Inzidenz der BK 4301 Verdachtsfälle in den übrigen stationären Einrichtungen.

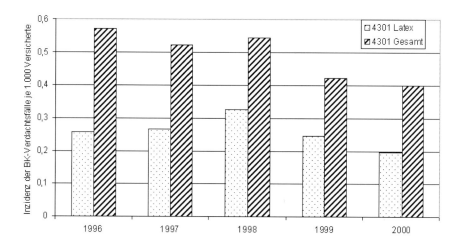

Abb. 11.   Inzidenz der BK 4301 Verdachtsfälle in Zahnarztpraxen.

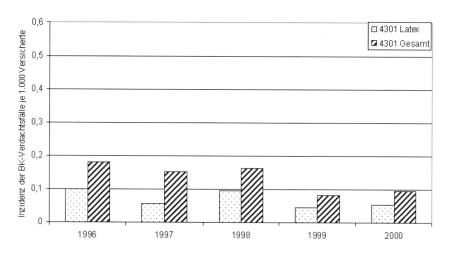

Abb. 12.   Inzidenz der BK 4301 Verdachtsfälle in Arztpraxen mit OP-Schwerpunkt.

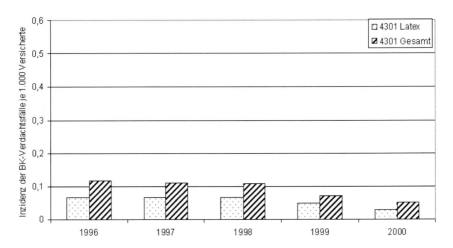

Abb. 13.   Inzidenz der BK 4301 Verdachtsfälle in Arztpraxen ohne OP-Schwerpunkt.

Die folgenden Graphiken geben die Inzidenz der BK 5101 Verdachtsfälle für den Zeitraum von 1996 – 2000 wieder. Untersucht wurden verschiedene Bereiche des Gesundheitswesens. Die Skalierung der Ordinate ist gegenüber den zuvor gezeigten BK 4301 Verdachtsfällen verändert.

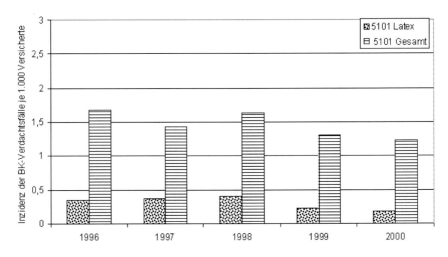

Abb. 14.   Inzidenz der BK 5101 Verdachtsfälle im Bereich des gesamten von der BGW versicherten Gesundheitswesens.

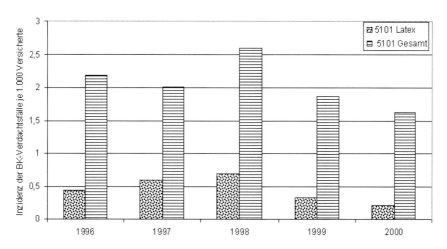

Abb. 15.   Inzidenz der BK 5101 Verdachtsfälle in Akutkrankenhäusern mit OP.

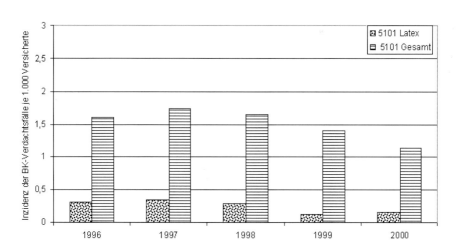

Abb. 16.   Inzidenz der BK 5101 Verdachtsfälle in Fachkliniken mit OP.

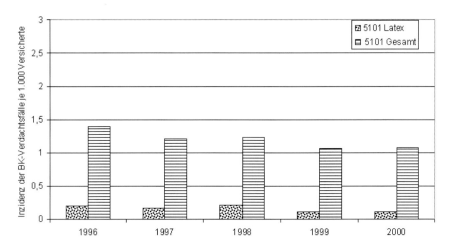

Abb. 17.   Inzidenz der BK 5101 Verdachtsfälle in den übrigen stationären Einrichtungen.

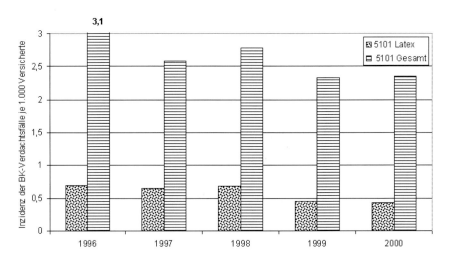

Abb. 18.   Inzidenz der BK 5101 Verdachtsfälle in Zahnarztpraxen.

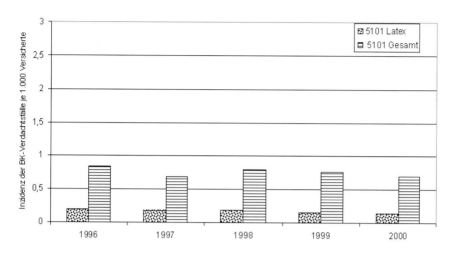

Abb. 19.   Inzidenz der BK 5101 Verdachtsfälle in Arztpraxen mit OP-Schwerpunkt.

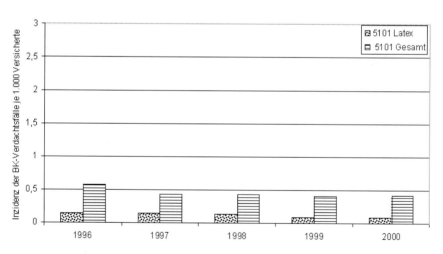

Abb. 20.   Inzidenz der BK 5101 Verdachtsfälle in Verdachtsfälle in Arztpraxen ohne OP-Schwerpunkt.

Diskussion

Auf die Gründe für die Abnahme der Inzidenz der BK 4301 und 5101-Verdachtsfälle im Bereich der BGW wird im Kapitel "Primärprävention der Allergie gegen Naturlatex im Bereich des Gesundheitswesens" und in der Zusammenfassung ausführlich eingegangen.

Die in den untersuchten Studien angewandten Methoden zur Feststellung einer Sensibilisierung und/oder Allergie gegen Naturlatex-Allergene werden in der Arbeitsmedizin und Allergologie routinemäßig angewandt. Es handelt sich dabei um Anamneseerhebung, die meist mittels eines Fragebogens erfolgt, Haut-Pricktestung mit einer unterschiedlichen Anzahl an Allergenen, IgE-Antikörper-Nachweis und Expositionstestungen mit Berufsallergenen. Die Untersuchungsergebnisse im BGFA deuten darauf hin, daß der Handschuhtrageversuch dicht gefolgt vom Haut-Pricktest den Goldstandard zur Feststellung einer kutanen Sensibilisierung gegenüber Naturlatex-Allergenen darstellt [39]. In Ermangelung standardisierter kommerziell erhältlicher Extrakte stellten die meisten Arbeitsgruppen bis Ende der 90er Jahre ihre eigenen Extrakte für Hauttestungen her. Diese werden aus Kautschukmilch mit Ammoniak [57, 70] und ohne Ammoniak [44, 57, 72, 73] hergestellt; aufgrund der einfachen Möglichkeit der Herstellung wurden am häufigsten Extrakte aus Naturlatex-Handschuhen verwendet [26, 44, 57, 68, 70, 123, 135]. Für den Handschuhtrageversuch mit gepuderten proteinreichen Unigloves Malaysia liegt die Sensitivität bei annähernd 100%, während die Spezifität im Bereich von 95% liegt. Die entsprechenden Werte für die Haut-Prick-

testung liegen je nach eingesetztem Extrakt zwischen 72 und 98% für die Sensitivität und zwischen 96 und 100% für die Spezifität [39]. Für die Prüfung einer relevanten klinischen Symptomatik an den oberen und unteren Atemwegen inklusive Konjunktivitis ist die Expositionstestung mit gepuderten Naturlatex-Handschuhen die Methode der Wahl.

Die Bestimmung von spezifischen IgE-Antikörpern gegen Naturlatex ist in mehreren Untersuchungen für die Feststellung der Prävalenz in der Gesamtbevölkerung genutzt worden, so wurden z.B. Reihenuntersuchungen bei gesunden Blutspendern durchgeführt, die eine Prävalenz von 6,4% ergaben [104]. Solche Ergebnisse sind sehr zurückhaltend zu interpretieren, da die angebotenen IgE-Assays eine Spezifität haben, die zwischen 33 und 96% liegt, die Sensitivität liegt je nach Studie zwischen 73% (bei 96% Spezifität) und 100% (bei 33% Spezifität) [30, 44, 73]. Es gibt Substanzen, wie Chemikalien, Nahrungs- und Arzneimittel, die mit körpereigenen Proteinen Verbindungen eingehen und so die Bildung neuer Antigendeterminanten hervorrufen, die im Testsystem nicht erfaßt werden können. Hierdurch kann es zu falsch-negativen Antikörperbefunden kommen [39]. Gerade die hohe Zahl der falsch-positiven Ergebnisse lassen Zweifel an der Validität der vorgenannten Reihenuntersuchungen mittels Antikörperbestimmung aufkommen, wobei besonders die Untersuchung von Garabrant im Zuge der NHANES III-Studie in den USA, der eine Sensibilisierungs-Prävalenz gegenüber Naturlatex-Allergenen von 18,6% in einer nicht ausdrücklich gegenüber Naturlatex exponierten Bevölkerung fand, nach unseren Untersuchungen an nicht beruflich gegenüber Naturlatex-exponierten Probanden unrealistisch erscheint [39, 47, 98, 104].

Die Unterschiede in der Prävalenz und Inzidenz der Sensibilisierung oder Allergie gegenüber Naturlatex unter Beschäftigten im Gesundheitswesen können auf die unterschiedliche Intensität der Exposition gegenüber Naturlatex-Allergenen, die überwiegend durch Handschuhe und mit Naturlatex kontaminiertem Handschuhpuder erfolgt, sowie auf Unterschiede in der Arbeitsgestaltung – von der Gestaltung des Schichtdienstes bis zur Verwendung von raumlufttechnischen Anlagen – zurückgeführt werden. Auch unterschiedliche Häufigkeiten von anlagebedingten Erkrankungen des atopischen Formenkreises, die das Risiko der Entwicklung einer Sensibilisierung beinhalten, können als confounder nicht ausgeschlossen werden. Solche Erkrankungen können ebenfalls eine Auswirkung auf die Rekrutierung der Probanden haben und so eine selection-bias zur Folge haben.

Selection-bias könnte ebenfalls bei der Auswahl der im BGFA untersuchten Personen eine Rolle gespielt haben, da zu begutachtende Probanden per se ein vorselektiertes Kollektiv darstellen.

Die Prävalenz der Sensibilisierung gegenüber Naturlatex-Allergenen liegt in unserem Probandenkollektiv ohne spezielle Exposition gegenüber Naturlatex im beruflichen Leben bei 1,06% (Methode: Haut-Pricktest). Diese Höhe der Prävalenz liegt im Bereich der Ergebnisse, die bereits 1987 in Finnland mit 0,8% für die "Normal"-Bevölkerung (Methode: Haut-Pricktest) erhoben wurden [136].

In weiteren mittels Haut-Pricktest durchgeführten Studien lag die Präva-lenz für die "Normal"-Bevölkerung bei maximal 1,4% [49, 59, 102, 109]. Im Gegensatz dazu liegen die Prävalenzraten in ähnlichen Kollektiven, deren Seren mittels latex-spezifischen IgE Antikörper untersucht wurden, bei 3,5 bis 18,6% [47, 98, 104, 111, 119]. In den Empfehlungen zur In-vitro-Diagnostik allergischer Erkrankungen, einem Positionspapier des Ärzteverbandes Deutscher Allergologen, wird die Indikation für den Einsatz des Nachweises spezifischer IgE-Antikörper im Rahmen von Screening und/oder Reihenuntersuchungen nicht empfohlen [75]. Yeang postuliert, daß der Einsatz des Nachweises von spezifischen IgE-Antikörpern für die Indikation der Bestätigung einer Allergie oder Sensibilisierung beim einzelnen Probanden eine gute, risikoarme und verlässliche Methode darstellt, daß der Einsatz zur Untersuchung eines Kollektives mit geringer Prävalenz jedoch zu einer massiven Übertreibung der tatsächlichen Prävalenzen führt. Auch in dieser Übersicht verschiedener Prävalenzstudien ist die Schlußfolgerung unvermeidbar, daß der Versuch, in Screening-Untersuchungen den Nachweis von spezifischen IgE-Antikörpern gegenüber Naturlatex-Allergenen als Methode zur Bestimmung der Prävalenz von Sensibilisierungen einzusetzen, aufgrund der z.T. geringen Spezifität zu einer Überschätzung der Prävalenz der Sensibilisierungshäufigkeit gegenüber Naturlatex-Allergenen führt [91, 148].

Untersuchung zum Zusammenhang zwischen Naturlatex-Allergenkonzentration in der Raumluft und der Sensibilisierungsprävalenz von Beschäftigten im Gesundheitswesen

Um zu untersuchen, ob ein Zusammenhang zwischen der Verwendung gepuderter Handschuhe aus Naturlatex, der Allergenkonzentration in der Raumluft und der Prävalenz von Sensibilisierungen in Krankenhäusern und Arztpraxen besteht, führten wir die im folgenden beschriebene Untersuchung durch [8, 19].

Methoden und Probanden

Staubsammlung

Insgesamt 37 Staubproben wurden in 2 Krankenhäusern und 2 Arztpraxen gesammelt, davon 33 Proben in Krankenhäusern und 4 in Praxisräumen. Unter den 33 Krankenhausproben wurden 5 in Räumen, in denen keine gepuderten Naturlatex-Handschuhe verwendet wurden, gesammelt. Die Messungen wurden in mindestens einem Raum aller größeren klinischen Abteilungen durchgeführt. In 16 Räumen, die mit einer raumlufttechnischen Anlage ausgestattet waren, konnte nur nach Ende der Arbeitszeit gemessen werden. Eine Handschuhzählung über einen Zeitraum von 24 Stunden wurde durchgeführt um festzustellen, wie viele Handschuhe welcher Art in den Räumen verwendet wurden, in denen die Luftmessungen stattfanden.

Für die Sammlung der Staubproben aus der Raumluft wurden 2 verschiedene Staubsammelgeräte (Gravikon VC 25, Fa. Ströhlein, Kaarst und ein Gerät der Firma Wazau, Berlin) verwendet. Die Geräte sammelten den gesamten inhalierbaren Staub fraktioniert entsprechend den Definitionen der ISO/CD 7708 (International Standardization Organisation in Air Quality, partial size definitions for health related sampling, Genf, 1992) auf Zellulose-Membran-Filtern (Fa. Sartorius, Göttingen). Das Gravikon VC 25 Sammelgerät war mit einem 15 cm² Filter ausgestattet und wurde mit einer Luftdurchflussrate von 22,5 m³/h betrieben. Die Maschine der Firma Wazau verfügte über einen Filter von 3,5 cm² Größe und eine Luftdurchflussrate von 2,8 m³/h. Beide Sammler verfügten über eine Automatik, die eine konstante Flussrate unabhängig von der Dicke der Staubschicht auf der Filtermembran sicherstellte.

Extraktion der Proteine

Die Zellulose-Membran-Filter wurden aus den Staubsammelgeräten entfernt, gewogen und in 2 × 1 mm große Stücke zerkleinert. Die Proteine wurden aus den Filterstücken mittels 20 mL eines 0,1 mol/L Azetatpuffers, pH 8,0, in 0,1% CHAPS (3-((3-cholamido-propyl)-dimethylammonio)-1-propansulfonat) bei 20°C unter kontinuierlichem Rühren über 24 Stunden extrahiert.

Die Überstände wurden gesammelt, filter-sterilisiert, gefriergetrocknet und anschließend in 400 μL Aqua dest. wieder aufgelöst.

Bestimmung der Naturlatex-Allergenkonzentration

Die Naturlatex-Allergene in den so gewonnenen Proben wurden mittels eines kompetitiven Immuninhibitionstestes unter Verwendung des Pharmacia CAP Systems (Pharmacia, Uppsala, Schweden) quantitativ bestimmt [31]. Die Antikörperquelle war ein Serumpool von 4 Probanden mit einer Allergie gegenüber Naturlatex, die außerhalb dieser Studie untersucht wurden. In den Seren dieser 4 Testpersonen konnten mittels des CAP-Systems erhöhte Naturlatex-spezifische Antikörper bestimmt werden. Die IgE-Konzentrationen waren wie folgt: 6,88 kU/L, 10,5 kU/L, 5,68 kU/L und > 100 kU/L; im Enzym-Allergo-Sorbent-Test (EAST), bei dem auf Papierscheiben gekoppeltes Naturlatex-Protein benutzt wird, fanden sich folgende Werte: 5,98 kU/L, 4,84 kU/L, 5,26 kU/L und 26,36 kU/L. Als Referenz-Allergen wurde ein Naturlatex-Protein-Extrakt (C-Protein) verwendet. Es enthielt 7,5 mg Protein und wurde aus mit Ammoniak versetzter Latexmilch aus Malaysischen Gummibäumen mittels Zentrifugieren $(41.000 \times g, 2 \times 60$ Min. bei $10°C$) hergestellt. Eine Standard-Inhibitionskurve wurde durch Kompetition des Referenz-Allergens mit dem Festphasen ImmunoCAP Naturlatex-Allergen für spezifische IgE-Bindung erstellt, indem 40 μL des Poolserums jeweils mit 10 μL des Naturlatex-Referenz-Allergens bei verschiedenen Verdünnungen vorinkubiert wurden, bevor die Reaktion mit dem ImmunoCAP Allergen erfolgte (Abb. 21). Zur Bestimmung der Naturlatex-Allergen Konzentration der Proben-Extrakte wurden 20 μL des Extraktes mit 80 μL des gepoolten Serums präinkubiert, um mit dem ImmunoCAP Naturlatex-Allergen in einem kompetitiven Immuninhibitionsassay zu konkurrieren (eine Doppelbestimmung wurde stets durchgeführt). Die Inhibitions-Kapazität in den Proben-Extrakten wurde mit der des Referenz-Allergens verglichen. Die Konzentration des Naturlatex-Allergens in den Luftproben wurde als Proteinmasse je Kubikmeter Luft ausgedrückt, die Empfindlichkeit betrug 20 ng.

Untersuchung der Handschuhe und des Maisstärkepuders

Die optischen Untersuchungen zur Bestimmung der Größe des Handschuhpuders und zur Beschaffenheit der Handschuhoberfläche wurden mittels eines Rasterelektronenmikroskops (DSM 962 der Firma Zeiss) an gepuderten Naturlatexhandschuhen mit der Bezeichnung Unigloves classic der Firma Unigloves Malaysia und an Biosorb Handschuhpuder der Firma Surgikos, Norderstedt durchgeführt.

Raster-Elektronenmikroskopie

Das Raster-Elektronenmikroskop (REM; scanning electron microscope/SEM) wird zur Darstellung von Oberflächen benutzt. Das Prinzip ähnelt dem eines Fernsehbildschirms. Durch Erhitzen eines Wolframdrahtes (Kathode) wird ein Primärelektronenstrahl erzeugt, der durch einen Steuerzylinder (Wehnelt-Zylinder) fokussiert und an einer Anode eine Beschleunigung erfährt. Anschließend wird der Primärelektronenstrahl durch elektromagnetische Spulen (Kondensoren und Endlinse) fein gebündelt und trifft so fokusiert auf das Objekt auf. Mit Hilfe des XY-Ablenksystems tastet der Primärelektronenstrahl das Objekt Zeile für Zeile ab. Beim Auftreffen des Elektronenstrahls auf das Objekt werden nach Wechselwirkung unter anderem rückgestreute Elektronen und Sekundärelektronen von der Probe emittiert.

Die energiereichen rückgestreuten Elektronen stammen von der Oberfläche und aus der Tiefe des Präparats. Die energieärmeren Sekundärelektronen werden durch inelastische Wechselwirkungen, bei der Primärelektronen an der Elektronenhülle der Objektatome abgelenkt werden, erzeugt. Sie entstehen nur aus oberflächennahen Atomschichten. Die langsamen Sekundärelektronen lassen sich mit einer Spannung von ca. 200 V auf einen Detektor fokussieren. Schnelle Rückstreuelektronen lassen sich so nicht ablenken und auf dem Detektor einfangen. Am Detektor entstehen in einem Szintillator Lichtblitze, die von einem Photomultiplier elektrisch rückverwandelt und verstärkt werden. Dieses elektrische Signal wird auf den Bildschirm eines Monitors übertragen. Das Bild wird durch zeilenweises Abtasten des Objekts aufgebaut. Die Plastizität der Objekte entsteht unter anderem dadurch, daß der Detektor schräg zum Objekt angeordnet ist. Aus diesem Grund erscheinen dem Detektor zugewandte Details heller (mehr Sekundärelektronen treffen auf den Kollektor auf) als abgewandte.

Präparationsverfahren: Für die Betrachtung eines Objekts im Raster-Elektronen-Mikroskop müssen 2 Grundvoraussetzungen erfüllt sein: Die Probe muß a) trocken und z.T. fixiert und b) gut leitfähig sein. Für die Handschuhuntersuchungen wurden folgende Methoden verwendet: a) Lufttrocknung (für Proben, die sowieso schon einen geringen Wassergehalt haben) und b) bei isolierenden Objekten kommt es unter Beschuß von Elektronen zu Aufladungen, die zu Bildverzerrungen führen. Aus diesem Grund wird die Oberfläche mit einem dünnen leitfähigen Film überzogen. Dies wird durch Besputtern bewerkstelligt, d.h. durch Aufbringung einer sehr dünnen (2 – 20 nm) Goldmetallschicht mittels Kathodenzerstäubung in einer Glimmentladung [13].

Statistische Analyse

Die statistischen Auswertung mittels des exakten Tests nach Fisher erfolgte durch das Statistik-Programmes SPSS für Windows.

Probanden

Alle 212 Beschäftigten, die in den 35 untersuchten Räumen tätig waren, wurden mittels eines Handzettels über die Studie informiert und gebeten, sich zu beteiligen. 111 Arbeitnehmer nahmen freiwillig an der Untersuchung teil. Es gab keine Ausschluß-Kriterien. Die allgemeine und spezielle arbeitsmedizinisch-allergologische Anamnese wurde mittels zweier Fragebögen durch einen Arzt erhoben (Anhang A und B). Zur Feststellung der Atopie-Prävalenz wurden Haut-Pricktestungen mit 19 ubiquitären Umweltallergenen mittels der oben beschriebenen Methodik bei 106 Probanden durchgeführt, 5 lehnten eine solche Testung ab. Mittels der CAP Methode wurden die spezifischen IgE-Antikörper gegenüber Naturlatex-Allergenen bestimmt.

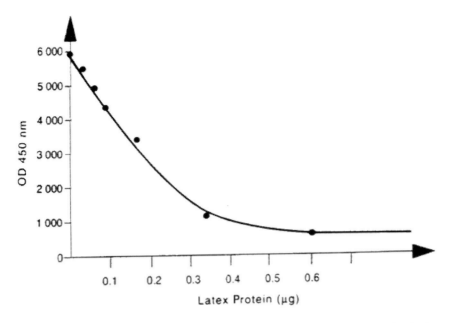

Abb. 21. RAST-Inhibitionskurve für die Bestimmung der Naturlatex-Konzentration in den Luftproben [19].

Ergebnisse

Sowohl aus der Auswertung der Anamnesen als auch aus den Handschuhzählungen ergab sich, daß es sich bei den verwendeten Handschuhen überwiegend um gepuderte Untersuchungshandschuhe handelte. Ausnahmen gab es im OP-Bereich, in dem fast ausschließlich sterile gepuderte OP-Handschuhe verwendet wurden und in einigen klinischen Laboratorien, wo sterile puderfreie OP-Handschuhe verwendet wurden.

Folgende Handschuhtypen konnten identifiziert werden:

– Sterile gepuderte OP-Handschuhe von 5 verschiedenen Herstellern.

– Unsterile gepuderte Untersuchungs-Handschuhe von 9 verschiedenen Herstellern.

– Sterile ungepuderte OP-Handschuhe von 2 verschiedenen Herstellern.

Die Konzentration von aerogenem Latexallergen in den untersuchten Bereichen lag zwischen 0 und 205 ng/m^3. In den 5 Räumen, in denen keine Naturlatex-Handschuhe verwendet wurden (1 Maschinenraum, 3 Untersuchungsräume und 1 Patientenzimmer), konnten keine Naturlatex-Allergene aus den Raumluftproben extrahiert werden. In allen anderen Räumen ohne raumlufttechnische Anlagen waren Naturlatex-Allergene in unterschiedlichen Konzentrationen nachweisbar. Die mit 205 ng/m^3 gemessene höchste Konzentration wurde auf einer internistischen

Station nachgewiesen, dort befand sich in unmittelbarer Nähe des Staubsammelgerätes ein Verbandswagen mit gepuderten Untersuchungs-Handschuhen aus Naturlatex, die vom Personal für die unterschiedlichsten Zwecke entnommen wurden. Die an den Maisstärkepuder gebundenen Naturlatex-Allergene können über mehrere Stunden in der Luft bleiben. Dies wurde besonders in einer Zahnarztpraxis deutlich, in der über Nacht keine Handschuhe verwendet wurden und in der in dieser Zeit die Naturlatex-Allergen Konzentrationen nur auf ein Drittel der während der Arbeitsschicht gemessen Werte abfiel. Die Staubmessungen nach Ende der Arbeitsschicht (16:00 – 8:00 Uhr) zeigten in den Räumen ohne raumlufttechnische Anlage immer das Vorhandensein von Naturlatex-Allergenen.

In den OP-Sälen der Allgemein- und Herzchirurgie, in denen raumlufttechnische Anlagen eingesetzt wurden, konnten keine Naturlatex-Allergene in den Staubproben nachgewiesen werden. Auch im Zentrallabor, das mit einer raumlufttechnischen Anlage ausgestattet war, konnten Allergene in der Raumluft nicht gefunden werden. In 3 anderen Bereichen, die mit raumlufttechnischen Anlagen ausgestattet waren, im einzelnen handelte es sich um die Intensivstation der Plastischen Chirurgie, das Herzkatheter-Labor und einen OP-Saal, konnten Allergen-Konzentrationen von bis zu 14,1 ng/m^3 nachgewiesen werden. Die Handschuhzählungen ergaben dort folgende Ergebnisse: Plastische Chirurgie 6 Paar/24 h, Herzkatheter-Labor 10 Paar/24 h, OP-Saal 27 Paar/24 h.

Insgesamt ergab sich aufgrund der hier präsentierten Resultate keine Korrelation zwischen Raumgröße (m^3),

Zahl und Typ der benutzten Handschuhe und den gemessenen Naturlatex-Allergen Konzentrationen. Aufgrund der Unterschiede in der Belüftung der verschiedenen Bereiche und der Vielzahl der benutzten Handschuhtypen sowie der Art, wie sie verwendet wurden, ist der Einfluß dieser Faktoren als Ursache für diesen Mangel an Korrelation zu vermuten. Die erwähnten Unterschiede konnten jedoch im Rahmen der hier präsentierten Untersuchung nicht bis ins Detail abgeklärt werden.

Um die klinische Relevanz der Naturlatex-Allergene in der Raumluft zu beurteilen, wurden die ausführlichen Anamnesen der 111 Studienteilnehmer sorgfältig analysiert. Die Nennung von Überempfindlichkeitssymptomen am Arbeitsplatz war nicht auf die Beschäftigten mit IgE-Antikörper-Nachweis gegenüber Naturlatex-Allergenen (n=17) beschränkt. In 26 Fällen (23%) wurden urtikarielle Symptome am Arbeitsplatz angegeben, Konjunktivitis in 10 Fällen (9%), Rhinitis 12-mal (11%) und 4 Fälle (4%) von Atemnot. Während die Angaben von Hautsymptomen fast gleichmäßig auf die Räume mit und ohne Nachweis von Naturlatex-Allergenen in den Staubproben verteilt waren, wurden die Symptome der oberen und unteren Atemwege sowie konjunktivale Beschwerden ausschließlich von Probanden in den Bereichen angegeben, in denen Naturlatex-Allergene in der Raumluft gefunden werden konnten.

Von den 111 Studienteilnehmern konnten bei 17 spezifische IgE-Antikörper gegenüber Naturlatex-Allergenen nachgewiesen werden. Nach den Ergebnissen des Hautprick-Testes waren von 16 getesteten 15 als Atopiker zu klassifizieren. Im Vergleich zur Gruppe ohne IgE-Antikörper-Nachweis war dies ein signifikant erhöhter Befund, hier waren 27 der 90 Getesteten als Atopiker einzustufen (p < 0,001).

Alle 17 IgE-positiven Beschäftigten waren in Räumen mit Naturlatex-Allergenen in der Raumluft tätig, 15 (86%) berichteten über allergische Symptome am Arbeitsplatz (Tab. 9). Im Vergleich hierzu gaben nur 17 der 94 (18%) nicht-sensibilisierten Studienteilnehmer Symptome an (p < 0,001). Es zeigten

sich ebenfalls signifikante Differenzen zwischen den IgE-positiven und IgE-negativen Probanden in Bezug auf die einzelnen Symptomangaben (Tab. 8).

Die Handschuhoberflächen sind aufgrund des Herstellungsprozesses höchst unterschiedlich beschaffen. Wie die rasterelektronenmikroskopischen Aufnahmen deutlich zeigen, bieten die Außenflächen der Handschuhe aufgrund ihrer Unebenheit durch den direkten Kontakt mehr Haftung für den

Tab. 8. Angaben zu Handschuh-assoziierten Symptomen in Bezug zur Naturlatex-Allergenkonzentration in der Raumluft.

Handschuh-assoziierte Symptome	Naturlatex-Allergen Konzentration $\geq$ 0,6 ng/m³ 89 Probanden in diesen Räumen (IgE pos./neg.)	Naturlatex-Allergen Konzentration < 0,6 ng/m³ 22 Probanden in diesen Räumen (IgE pos./neg.)
Urtikaria	21 (13/8)	5 (0/5)
Rhinitis	12 (9/3)	0
Konjunktivitis	10 (6/4)	0
Dyspnoe	4 (3/1)	0
Gesamt	27 (15/12)	5 (0/5)
Asymptomatisch	62 (2/60)	17 (0/17)

Tab. 9. Querschnitt-Untersuchung bei 111 Probanden: Angaben in Bezug zum Nachweis IgE-spezifischer Antikörper gegenüber Naturlatex-Allergenen

Symptome	IgE positiv n=17	IgE negativ n=94	Chi Quadrat Test p
Urtikaria	13	13	< 0,001
Rhinitis	9	3	< 0,001
Konjunktivitis	6	4	< 0,001
Dyspnoe	3	1	< 0,05
Gesamt	15	17	< 0,001
Asymptomatisch	2	77	< 0,001

Puder. Die für die Raumluft-Kontamination verantwortliche Pudermenge ist
außen trotzdem bei den im Rahmen
unserer Untersuchungen verwendeten
Handschuhe des Typs Unigloves Malaysia dreimal höher als auf der Innenseite. Dies ist darauf zurückzuführen,
daß die Außenseite des gebrauchsferti-
gen Handschuhs sich während der Herstellung direkt auf der Porzellanform
mit rauher Oberfläche befindet (Abb.
22). Diese Rauhigkeit ist notwendig,
um der Naturlatex-Suspension die An-
lagerung an die Handschuhform zu ermöglichen. Eine zu glatte Oberfläche
der Form würde die Produktion technisch erheblich erschweren. Der Puder
lagert sich daher im Innenbereich der

Handschuhe ab, ohne sich in größerem
Maße an die Innenseite anzulagern.

Die Oberfläche der späteren Innenseite wird dagegen durch das Tauchver-
fahren und anschließende Abtropfen
des flüssigen Naturlatex sehr gleichmäßig und glatt. Diese Unterschiede führen
zu einer deutlichen Differenz in der Verteilung des Handschuhpuders. Technisch erwünscht ist es, daß nur auf der
Innenfläche Puder haften bleibt, um das
Zusammenkleben zu vermeiden, der
Hauptteil des sichtbaren Puders kann
aufgrund der Unebenheiten auf der Au-
ßenfläche dargestellt werden (Abb. 25,
26). Unsere hier vorgestellten Untersuchungen an verschiedenen Handschuh-
proben ergaben, daß an der Außenseite

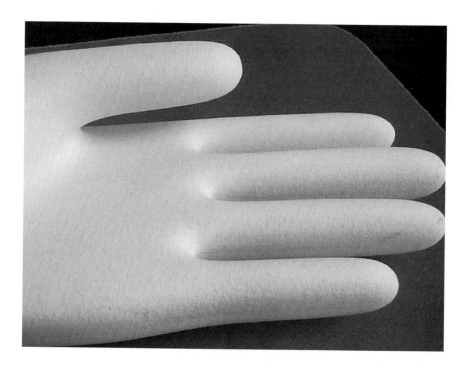

Abb. 22.   Handschuhform aus Porzellan mit rauher Oberfläche.

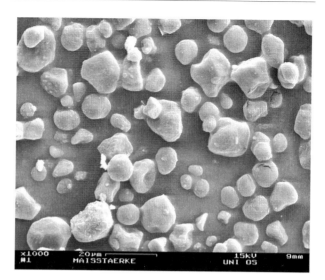

Abb. 23. REM Aufnahme von Handschuhpuder aus Maisstärke auf einer Metalloberfläche (1000fache Vergrößerung).

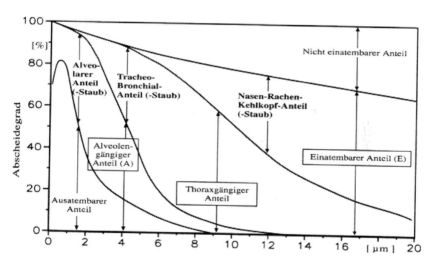

Abb. 24. Aerosoldeposition in der Lunge in Abhängigkeit vom aerodynamischen Durchmesser bei einer Atemfrequenz von 15/min und einem Atemzugvolumen von 700 - 750 mL [103].

durchschnittlich 5- bis 10-mal mehr Handschuhpuder anhaftete als an der Innenseite, obwohl wie oben erwähnt die Gesamtmenge des Puders im Inneren des Handschuhs 3-mal höher ist als die von außen abwaschbare Menge.

Dies führt vor allem beim Herausnehmen der Handschuhe aus ihrer Verpackung und dem Anziehen zu einer Verteilung des Puders in die Raumluft. Die Aufnahmen mit dem Rasterelektronenmikroskop zeigen, daß der durch-

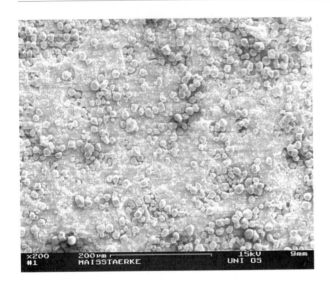

Abb. 25. Außenseite eines gepuderten Naturlatex-Handschuhs (200fache Vergrößerung).

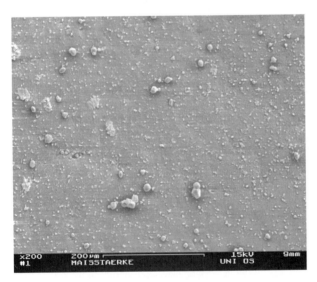

Abb. 26. Innenseite eines gepuderten Naturlatex-Handschuhs (200fache Vergrößerung).

schnittliche Durchmesser des auf den Handschuhen aufgebrachten Maisstärke-Puders beträgt ca. 10 μm liegt. Dies ist der aerodynamische Durchmesser, der die Passage des Puders bis in die Alveolen und somit eine Inhalation des Puders bis in die untersten Atemwege ermöglicht (Abb. 23, 24).

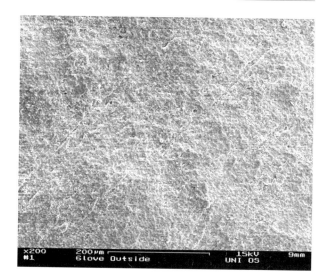

Abb. 27. Außenseite eines ungepuderten Naturlatex-Handschuhs (200fache Vergrößerung).

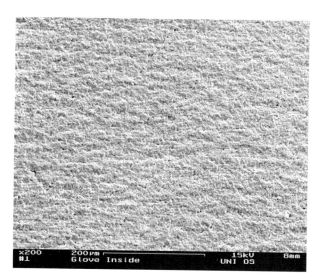

Abb. 28. Innenseite eines ungepuderten Naturlatex-Handschuhs (200fache Vergrößerung).

Diskussion

Während der Herstellung von Handschuhen werden Naturlatex-Allergene vom Maisstärke-Puder absorbiert, wenn die Handschuhe in ein puderhaltiges Bad getaucht oder nach der Herstellung damit gepudert werden, um ein Verkleben der Handschuhe zu verhindern.

In die Atemluft gelangt das Allergen durch den Puder beim Herausnehmen aus der Packung oder dem An- und Ausziehen [18, 20, 25, 43, 66, 149]. Unsere Untersuchung zeigt, daß in Räumen, in denen gepuderte Naturlatex-Handschuhe verwendet werden, aerogenes Latexallergen nachweisbar ist [8, 19]. Da sich zwischen der Menge der verwendeten Handschuhe und der Allergenkonzentration in der Luft keine Korrelation finden ließ, ist zu vermuten, daß andere, noch zu untersuchende Faktoren wie Handschuhtyp, Art des Umganges mit den Handschuhen und Luftbewegung eine wichtige Rolle bei der Sensibilisierung spielen. Es kamen nur Soforttyp-Allergien gegen Naturlatex in den Räumen vor, in denen Latexallergen auch in der Luft nachgewiesen werden konnte.

Um bereits sensibilisierte Personen zu schützen und ihnen die Weiterführung ihrer beruflichen Tätigkeit zu ermöglichen, sind Präventionsmaßnahmen nötig. Dem Sensibilisierten müssen latexfreie Produkte zur Verfügung gestellt werden. Von entscheidender Bedeutung ist aber, daß im gesamten beruflichen Umfeld keine gepuderten Naturlatexprodukte mehr eingesetzt werden, durch die Allergene in die Luft gelangen kann. Es gibt einfache Methoden, um Latexallergikern gerade im Krankenhaus die Möglichkeit zu geben, ohne Gesundheitsrisiken weiterhin im Beruf tätig zu sein. Im Hinblick auf die zunehmende Sensibilisierungshäufigkeit durch Naturlatex, die einen Großteil der im Gesundheitswesen Beschäftigten betrifft, ist ein völliger Verzicht auf gepuderte, allergenreiche Latexhandschuhe im Gesundheitsdienst zu fordern.

Unsere in Tabelle 8 und 9 dargestellten Ergebnisse zeigen, daß die durch eine Latex-Allergie ausgelösten Symptome bei den Betroffenen signifikant mit der Konzentration der Naturlatex-Allergene in der Luft am Arbeitsplatz korrelieren und daß bei Über-

schreiten eines Schwellenwertes von $0,6 \text{ ng/m}^3$ Allergen-Gehalt in der Luft (Nachweisgrenze) Beschwerden mit großer Wahrscheinlichkeit induziert werden. Dieser Effekt wurde durch unsere zusätzlichen klinischen Beobachtungen bestätigt: Fünf unserer Patienten mit einer bekannten Latex-Allergie entwickelten eine Konjunktivitis, Rhinitis und/oder Asthma (letzteres trat bei 2 Patienten auf) beim Betreten eines Raumes im Krankenhaus, in dem eine Allergen-Konzentration von 28 ng/m^3 Luft gemessen wurde [8, 19]. Diese Ergebnisse stimmen mit dem Fall eines Technikers überein, der bei bekannter Latex-Allergie keinerlei Beschwerden im Labor entwickelte, solange kein Allergen bei den Luftmessungen nachgewiesen wurde und der an einem Tag, an dem die Allergen-Konzentration 12 ng/m^3 betrug, einen Asthma-Anfall erlitt [128]. In einem weiteren Fallbericht wurde berichtet, daß Latex-Allergen-Konzentrationen zwischen 39 und 311 ng/m^3 mit Latex-bedingter Anaphylaxie und Asthma einhergingen [130].

Zusammenfassend kann festgehalten werden, daß der Umgang mit gepuderten Handschuhen aus Naturlatex regelmäßig zu einer nachweisbaren Kontamination der Raumluft mit Latex-Allergenen führt. Die Latex-Allergen-Konzentration in der Luft kann höher als 200 ng/m^3 sein [130, 147]. Swanson et al. [128] konnten sogar Konzentrationen bis fast 1000 ng/m^3 messen. Die Anwendung unterschiedlicher Methoden und Standard-Extrakte als Referenzwerte zur Allergen-Identifizierung kann zu unterschiedlichen Resultaten der Latex-Allergen-Konzentrationen bei den Luftmessungen führen. In dieser Studie, die am Anfang unserer Feld-Untersuchung stand, verzichteten wir darauf, den Prick-Test mit Naturlatex-Allergenen durchzuführen, um etwaige systemische Reaktionen nicht zu induzieren. Unsere eigenen Ergebnisse weisen darauf hin, daß Latex-Konzentrationen von 0,6 ng/m^3 und mehr mit der Entwicklung von Latex-spezifischen IgE-Antikörpern ebenso wie mit arbeitsbedingten respiratorischen Reaktionen, wie z.b. Konjunktivitis, Rhinitis und Asthma, einhergehen. Aus diesem Grund sind Maßnahmen zur Elimination und/oder Reduktion der Latex-Sensibilisierungen, insbesondere bei bereits sensibilisierten Mitarbeitern des Gesundheitswesens, sinnvoll, die darauf abzielen, die Verbreitung des Latex-Allergens in der Luft am Arbeitsplatz zu kontrollieren [74]. Dies kann durch den Gebrauch von ungepuderten Latex-Handschuhen erreicht werden. Nach unseren Ergebnissen sollte der Schwellenwert für die Latex-Konzentration in der Luft unter 0,6 ng/m^3, der Nachweisgrenze unserer Methodik, liegen.

Untersuchungen an Beschäftigten aus dem Gesundheitswesen mit dem Verdacht auf eine Naturlatex-Allergie und Atemwegsbeschwerden

Im Rahmen der klinischen Tätigkeit wurden uns eine große Zahl von Versicherten zur Begutachtung zugewiesen, bei denen der Verdacht auf das Vorliegen einer durch Naturlatex-Allergene ausgelösten BK Nr. 4301 bestand und die im Gesundheitswesen tätig sind oder ihre Tätigkeit aufgrund der allergischen Beschwerden aufgegeben hatten. Fast alle Probanden waren Versicherte der BGW, einige wurden durch die Gemeindeunfallversicherungen vorgestellt. Im folgenden werden die Ergebnisse der Studien an Probanden mit einer Soforttyp-Sensibilisierung gegenüber Naturlatex vorgestellt. Besonders wird hier auf die inhalativen Expositionstestungen bei Versuchspersonen mit dem Verdacht auf das Vorliegen einer berufsbedingten Atemwegserkrankung eingegangen.

Probanden und Methoden

Von September 1992 bis Dezember 1997 wurden 115 Probanden mit dem begründeten Verdacht auf das Vorliegen einer berufsbedingten respiratorischen Latexallergie (BK Nr. 4301) mittels arbeitsplatzbezogener Expositionstestungen mit gepuderten Vinyl- und Naturlatexhandschuhen untersucht. Das untersuchte Kollektiv zeichnet sich dadurch aus, daß ausschließlich Probanden eingeschlossen wurden, die während der Exposition gegenüber gepuderten Naturlatex-Handschuhen am Arbeitsplatz über Luftnot klagten. Lag eine manifeste obstruktive Ventilationsstörung zum Zeitpunkt der Leerwertmessung vor der Expositionstestung vor (sRt > 1,5 kPa/s), galt dies als Ausschlusskriterium. 102 der untersuchten Patienten waren Frauen, lediglich 13 Patienten waren männlichen Geschlechts. Das mittlere Alter betrug 30 Jahre (19 – 61 Jahre). Alle Probanden hatten die Beschäftigung im Gesundheitswesen nach dem 01.01.1977 aufgenommen. Alle untersuchten Patienten waren im Gesundheitswesen beschäftigt. Im einzelnen handelte es sich um 56 Krankenschwestern und 10 Krankenpfleger, 36 Zahnarzthelferinnen, 6 Ärztinnen und Ärzte, 5 MTA, 3 Arzthelferinnen, 3 Krankenpflegehelferinnen und 1 Biologin. Für die statistische Auswertung wurden die Probanden abhängig von ihrem jeweiligen Arbeitsbeginn in 7 Untergruppen eingeteilt. Wir gingen davon aus, daß der Arbeitsbeginn identisch mit dem Expositionsbeginn gegenüber Naturlatex am Arbeitsplatz war: 1975 – 1981 (n=17), 1982 – 1983 (n=11), 1984 – 1985 (n=15), 1986 – 1987 (n=19), 1988 – 1989 (n=18), 1990 – 1991 (n=24) und 1992 – 1993 (n=11). Im Jahr 1994 hatte nur eine Probandin die Tätigkeit aufgenommen, sie wurde in der Auswertung nicht berücksichtigt.

Ergebnisse

Anamnestische Häufigkeit der primären Organmanifestationen

Alle Versicherten klagten über Luftnot bei der Verwendung von gepuderten Latexhandschuhen. In 69 der untersuchten Fälle (60%) traten Hautbeschwerden als einziges erstes Symptom einer Allergie gegen Naturlatex auf. In 31 Fällen (27%) wurden von den Versicherten keine Hautbeschwerden angegeben. Beschwerden der Atemwege wurden nur in 6 Fällen als erstes Symptom bemerkt. Die genauen Angaben der Beschwerden sind Tabelle 10 zu entnehmen.

Aus Abbildung 29 und Abbildung 30 ist ersichtlich, daß sich die Zeitdauer zwischen Aufnahme der beruflichen Tätigkeit und dem Auftreten der ersten Symptome sowie der ersten Atemwegssymptome im Laufe der 80er bis Mitte der 90er Jahre stark verkürzt hat. In der Gruppe der Versicherten, die ihren Beruf im Gesundheitswesen zwischen

Tab. 10. Erste Beschwerden bei Versicherten mit einer gesicherten Sensibilisierung gegenüber Naturlatex.

Organmanifestation	n	%
Nur Haut	72	62,6
Haut und Augen	3	2,6
Haut, Augen und Nase	7	6,1
Haut und Nase	2	1,7
Haut, Nase und Atembeschwerden	2	1,7
Haut, Nase, Augen und Atembeschwerden	1	0,9
Nur Nase	17	14,8
Nase und Augen	5	4,3
Nur Augen	3	2,6
Nur Atembeschwerden	3	2,6
Gesamt	115	100,0

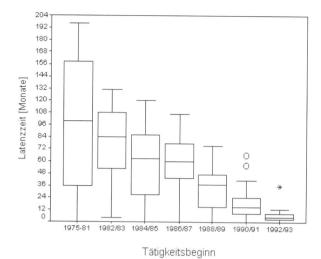

Abb. 29. Zeitintervall zwischen der Aufnahme der beruflichen Tätigkeit im Gesundheitswesen und dem Auftreten der ersten durch Naturlatex-Allergene ausgelösten allergischen Symptome.

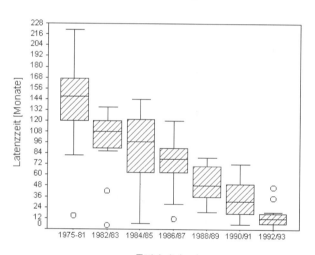

Abb. 30. Zeitintervall zwischen der Aufnahme der beruflichen Tätigkeit im Gesundheitswesen und dem Auftreten der ersten durch Naturlatex-Allergene ausgelösten Atemwegs-Symptome.

1975 und 1981 aufnahmen, dauerte es im Durchschnitt 94,6 Monate, bis erste Symptome einer Allergie gegen Naturlatex auftraten, bis zur Entwicklung von Atemwegssymptomen 138,3 Monate, somit lag eine 43,7-monatige Latenz bis zum Auftreten einer klinischen Symptomatik der Atmungsorgane vor. Die Versicherten, die in den Jahren 1992 und 1993 ihre Tätigkeit aufnahmen, entwickelten nach durchschnittlich 8,1 Monaten erste allergische Symptome, Atemwegssymptome traten im Mittel nach 15,6 Monaten auf. Die Latenzzeit bis zum Auftreten einer klinischen Symptomatik der Atmungsorgane verkürzte sich auf 7,5 Monate.

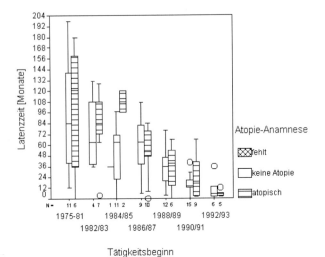

Abb. 31. Atopieanamnese und Auftreten der ersten Symptome einer Allergie gegen Naturlatex-Allergene (p=0,491).

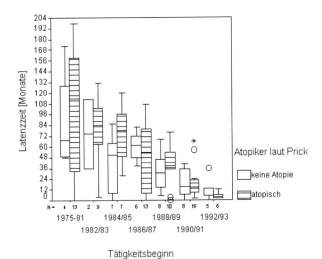

Abb. 32. Atopie nach Pricktest-Resultat und Auftreten der ersten Symptome einer Allergie gegen Naturlatex-Allergene (p=0,344).

Atopische Diathese

Aus den anamnestischen Angaben ergab sich, daß 40% (n=46) der untersuchten Versicherten bereits vor Auftreten der Naturlatex-Typ I-Allergie an Erkrankungen aus dem atopischen Formenkreis litten. Betrachtet man die durch den Pricktest festgestellte Sensi-

bilisierung gegenüber ubiquitären Umweltallergenen, sind 63,5% (n=73) des Kollektivs Atopiker.

Eine positive Atopieanamnese gaben 6 Personen an, bei denen im Pricktest keine Sensibilisierung gegenüber den getesteten Allergenen festgestellt werden konnte. Hingegen lag in 33 Fällen ohne Atopieanamnese ein positiver

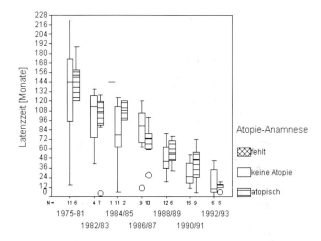

Abb. 33. Atopieanamnese und Auftreten der ersten Atemwegs-Symptome einer Allergie gegen Naturlatex-Allergene (*p* = 0,554).

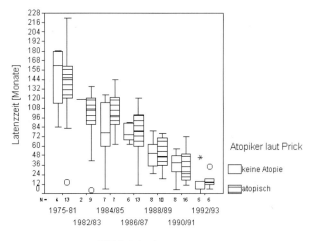

Abb. 34. Atopie nach Pricktest-Resultat und Auftreten der ersten Symptome einer Allergie gegen Naturlatex-Allergene (*p* = 0,463).

Pricktest mit ubiquitären Umweltallergenen vor.

Bei einem Vergleich von den nach dem Pricktest als Atopiker anzusehenden Probanden und Nichtatopikern und der Zeit zwischen Expositionsbeginn und dem Auftreten der ersten Symptome zeigten sich keine statistisch signifikanten Unterschiede der Latenzintervalle. Auch wenn man die Anamnese für die Definition der Atopie zugrunde legt, ändert sich dies nicht. Die Unterschiede zwischen Atopikern und Nichtatopikern sind insgesamt statistisch nicht signifikant (Abb. 31, 32, 33, 34).

Die Abbildungen 35 – 38 zeigen das Beispiel einer Versicherten mit positi-

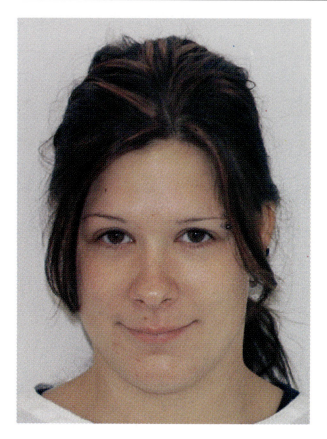

Abb. 35. Zahnarzthelferin vor Beginn der Expositionstestung mit Handschuhen.

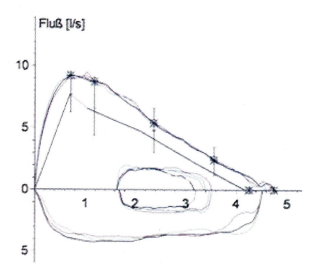

Abb. 36. Fluß-Volumen-Kurve vor Beginn der Expositionstestung mit Handschuhen.

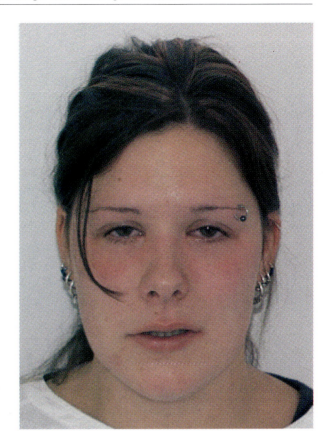

Abb. 37. Zahnarzthelferin nach 17-minütiger Exposition mit 10 Paar gepuderter Naturlatex-Handschuhe.

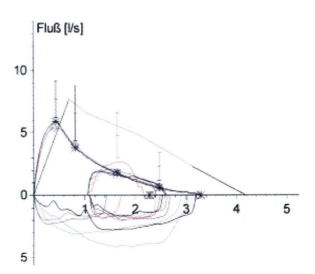

Abb. 38. Fluß-Volumen-Kurve nach 17-minütiger Exposition mit 10 Paar gepuderter Naturlatex-Handschuhe.

ver Reaktion während der Expositionstestung mit gepuderten Naturlatex-
Handschuhen:

Überempfindlichkeitsreaktionen im Expositionstest mit Handschuhen aus Naturlatex

Während der arbeitsplatzbezogenen
Expositionstestungen traten in 103 Fällen Rhinitis (klinisch und rhinomano-
metrisch gesichert), Konjunktivitis in
52, Husten in 21 und Urtikaria in 13
Fällen auf. 27 Probanden reagierten
in der Ganzkörperplethysmographie
mit einer signifikanten Erhöhung des
Atemwegswiderstandes ($sRt > 2$ kPa·s
und Verdoppelung des Ausgangswer-
tes). In 15 Fällen konnte ein Abfall der
FEV_1 um mindestens 20% dokumentiert werden. Acht Patienten zeigten sowohl ganzkörperplethysmographisch
als auch in der Spirometrie eine signifikante Bronchialobstruktion.

Patienten mit einer signifikanten obstruktiven Reaktion im Handschuhexpositionstest bemerkten die ersten Symptome einer Latexallergie 4 Monate
später als Probanden, die nur mit einer

Rhinitis reagierten (durchschnittlich
49,3 Monate bzw. 45,3 Monate). Die
Dauer bis zum Auftreten der ersten
Symptome war mit 79 Monaten bei Ver-
sicherten mit einer Reaktion der unteren
Atemwege ca. 14 Monate länger als bei
Probanden mit rhinitischen Beschwer-
den im Expositionstest. Die Dauer der
Tätigkeit im Gesundheitswesen war in
den Fällen mit einer Obstruktion 11
Monate länger im Vergleich zu den
Personen, deren untere Atemwege nicht
reagierten.

Trotz des Tragens von Vinylhandschuhen während des Expositionstests
mit Naturlatex-Handschuhen entwik-
kelten einige Patienten eine Urtikaria,
die an Unterarmen, im Gesichts- oder
Halsbereich lokalisiert war. In 14 Prozent der Expositionstestungen verursachte bereits der Umgang mit nur einem Paar Naturlatex-Handschuhen
Reaktionen (Tab. 11). Dabei handelte es
sich überwiegend um Fälle von Rhinitis
und Konjunktivitis, 9-mal konnte mess-
technisch eine obstruktive Ventilationsstörung dokumentiert werden. Diese
Patienten sind als hochgradig sensibilisiert anzusehen.

Tab. 11. Überempfindlichkeitsreaktionen in Abhängigkeit von der Anzahl gepuderter Latexhandschuhe im Verlauf von 115 arbeitsplatzbezogenen Expositionstestungen.

Symptom/Befund	1 Paar	10 Paar	Gesamt
Rhinitis	15	88	103
Konjunktivitis	11	41	52
Urtikaria	1	12	13
Dyspnoe	5	27	32
$sRt > 100\%$ und > 2 kPa × s	9	18	27
mindestens ein Kriterium	16	91	107
keine Reaktion	99	8	8

Tab. 12. Übersicht der Untersuchungsergebnisse von 115 Patienten mit V.a. das Vorliegen einer BK Nr. 4301.

	Ergebnisse des Expositionstests						
	Bronchial-Obstruktion n=27		Rhinitis ohne Obstruktion n=80		Negativer Expositionstest n=8	Gesamt n = 115	
Befunde/ Häufigkeit	n	%	n	%	n	n	%
Rhinitis im Expositionstest	23	85,2	80	100	0	103	89,6
Atopie (anamnestisch)	8	29,6	36	45	2	46	40
Atopie (Pricktest)	18	66,7	50	62,5	6	74	65
Naturlatex-Prick positiv	27	100	80	100	8	115	100
Nachweis Naturlatex-spez. IgE-Antikörper	27	100	73	91,3	5	105	91,3
IgE > 100 kU/l	19	70,4	43	53,8	6	68	59,1
IgE < 100 kU/l	8	29,6	36	45	2	46	40

Vergleich zwischen Expositionstestreaktion und anamnestischen Angaben

Expositionsreaktion: Rhinitis

a) Anamnese: Fließschnupfen, Niesreiz

Die häufig zu verzeichnende anamnestische Angabe Fließschnupfen und/oder Niesreiz ließ sich in 91 der 99 Fälle (92 Prozent) im Expositionstest bestätigen. Selbst bei fehlender entsprechender Anamnese zeigten 75% dieser Probanden (12/16) eine Rhinitis im Expositionstest.

b) Anamnese: Luftnot

Die anamnestische Angabe Luftnot machten 83,4% der Probanden, die im Handschuhexpositionstest mit einer Rhinitis reagierten (86 von 103 Probanden). In 16 der 115 Fälle kam es auch ohne Dyspnoe-Anamnese zu einer Rhinitis, bei 8 Untersuchten, die Luftnot bei einer Exposition gegenüber gepuderten Naturlatex-Handschuhen angaben, kam es nicht zu einer rhinitischen Reaktion im Expositionstest.

*Expositionsreaktion: Obstruktive Venti-
lationsstörung*

**a) Anamnese: Fließschnupfen,
Niesreiz**

Die von 99 Versicherten anamnestisch angegebene Fließschnupfen-
und/oder Niesreizsymptomatik ist
22-mal mit einer asthmatischen Reaktion im Expositionstest assoziiert. Bei
5 der 27 Personen, die im Rahmen des
Expositionstestes mit einer obstruktiven Ventilationsstörung reagierten,
liegt keine Rhinitis-Anamnese vor.

b) Anamnese: Luftnot

Bei 5 von 27 Probanden zeigt sich im
Provokationstest trotz fehlender Angabe entsprechender Beschwerden eine
allergisch bedingte obstruktive Ventilationsstörung.

Expositionsreaktion: Konjunktivitis

Hier ergibt sich keine Übereinstimmung mit einer entsprechenden früheren Beschwerdesymptomatik (die Anzahl der Übereinstimmungen ist etwa
gleich groß wie jene der diskrepanten
Befunde).

**Haut-Pricktest und spezifische IgE-Anti-
körper gegen Naturlatex-Allergene**

Im Pricktest zeigte sich in allen 115
Fällen eine kutane Sensibilisierung gegenüber Naturlatexallergenen. 105 Probanden hatten nachweisbare latexspezifische IgE-Antikörper (0,47 kU/l – 100
kU/l). In Abbildung 6 zeigt sich, daß keine Beziehung zwischen der Expositions-
dauer und der Antikörperkonzentration
besteht. Eine Korrelation zwischen der
Höhe der spezifischen Antikörper-Konzentration gegen Naturlatex-Allergene
und anamnestisch angegebenen Aller-
gie-Symptomen oder der Reaktion im
arbeitsplatzbezogenen Expositionstest
mit Handschuhen zeigte sich nicht.

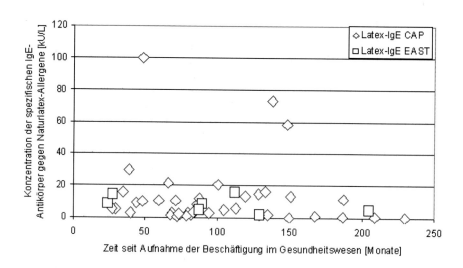

Abb. 39. Konzentration der spezifischen IgE-Antikörper gegen Naturlatex-Allergene in Abhängigkeit von der Dauer der Beschäftigung im Gesundheitswesen (n = 46).

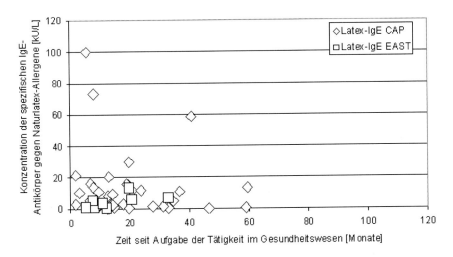

Abb. 40. Konzentration der spezifischen IgE-Antikörper gegen Naturlatex-Allergene nach Aufgabe der Tätigkeit im Gesundheitswesen (n = 69).

Diskussion

Das untersuchte Kollektiv zeichnet sich dadurch aus, daß ausschließlich Patienten ausgewählt wurden, die berichteten, während des Umgangs mit Naturlatex-Handschuhen Luftnot zu entwickeln. Trotz dieser Angaben trat im Expositionstest nur in 35% der Fälle eine signifikante bronchialen Obstruktion auf. 91% der Probanden entwickelten eine Rhinitis. Dies läßt 2 Folgerungen zu:

– 1. Das Gefühl der Luftnot scheint in vielen Fällen durch eine behinderte Nasenatmung infolge der allergischen Rhinitis hervorgerufen zu sein, ohne daß eine manifeste (meßtechnisch signifikante) Obstruktion im Bereich der unteren Atemwege vorliegt. Folglich ist die Angabe von Luftnot nicht mit dem Vorliegen von asthmatischen Symptomen gleichzusetzen. Untersuchungen von Swanson ergaben, daß 70% der Handschuhpuderpartikel bereits im Nasenraum zurückgehalten werden und nicht in den unteren Respirationstrakt gelangen, dies könnte ein Erklärungsmodell für das Überwiegen der rhinitischen Symptome sein [128].

– 2. Respiratorische Beschwerden von Beschäftigten im Gesundheitswesen sollten dazu Anlaß geben, den Verdacht auf das Vorliegen einer Soforttyp-Allergie gegen Naturlatex zu äußern und eine entsprechende allergologische Diagnostik einzuleiten, da das Risiko, eine obstruktive Atemwegserkrankung zu entwickeln, hoch ist. In der Literatur schwanken die Angaben von asthmatischen Symptomen ("wheezing" und "tightness of breath") in Verbindung mit einer berufsbedingten Latexallergie zwischen 1,3 und 9% [86, 140]. Es ist nach wie vor unklar, ob die Dauer der inhalativen Exposition gegenüber

Naturlatexallergenen mit der Entwicklung von allergischen Symptomen der oberen und unteren Atemwege assoziiert ist.

Eine kutan oder serologisch nachweisbare Sensibilisierung muß zusammen mit der anamnestischen Angabe klinischer Symptome, etwa einer Rhinitis, als klinisch relevant angesehen werden. Tritt mit der obstruktiven Atemwegssymptomatik der sogenannte Etagenwechsel ein, ist eine entscheidende qualitative Veränderung im Krankheitsverlauf erfolgt.

In der arbeitsplatzbezogenen Expositionstestung wurde die Rhinitis-Anamnese ganz überwiegend bestätigt. Rhinitissymptome werden vom Patienten retrospektiv offensichtlich aber oft auch mit Atemnot assoziiert. Hierfür spricht die häufig gemeinsame Angabe beider Symptome und das überwiegende Ausbleiben von Dyspnoe und sRt-Anstieg im Expositionstest unter ärztlicher Aufsicht. Konjunktivitis trat etwa halb so häufig auf wie Rhinitis. Sie wurde zudem nur in etwa jedem zweiten Fall anamnestisch erfaßt; nahezu ebenso häufig konnte die diesbezügliche Angabe im Expositionstest nicht bestätigt werden. Wie im Kapitel "Untersuchung zum Zusammenhang zwischen Naturlatex-Allergenkonzentration in der Raumluft und der Sensibilisierungsprävalenz von Beschäftigten im Gesundheitswesen" gezeigt, haben 50 % des Puders der Naturlatex-Handschuhe einen Durchmesser von mehr als 10μm. Der größte Teil der Puderpartikel schlägt sich vor dem Erreichen des unteren Bronchialsystems auf der Schleimhaut nieder [85], so ist die bevorzugte Manifestation der aerogen vermittelten Latexallergie im Bereich

des oberen Atemtraktes mit Niesreiz und Fließschnupfen nachvollziehbar. Trotz des Tragens von Vinylhandschuhen konnte in vielen Fällen eine offensichtlich durch allergenhaltigen aerogenen Puder ausgelöste Urtikaria vor allem an verschwitzten unbedeckten Hautarealen, z.B. im Dekolletébereich, beobachtet werden. Dabei steht die Kontakturtikaria, die durch den direkten Hautkontakt vor allem mit Naturlatex-Handschuhen hervorgerufen wird, im Vordergrund (Stadium I nach Krogh und Maibach [143]). Infolge hämatogener Fortleitung kann es dabei in seltenen Fällen aber auch zur Ausbildung einer generalisierten Urtikaria mit Lidödemen oder Lippenschwellungen (Stadium II), Schleimhautbeteiligung in Form von Konjunktivitis, Rhinitis, Atemwegsobstruktion (Stadium III) oder sogar zu einem lebensbedrohlichen anaphylaktischen Schock (Stadium IV) kommen. Die Aufnahme von Naturlatex-Allergenen ist aber nicht nur über die Haut, sondern auch über die Schleimhäute und den OP-Situs möglich (im wesentlichen vom Handschuh des Arztes im Rahmen zahnärztlicher, gynäkologischer oder proktologischer Untersuchungen und operativer Eingriffe). Sie kann ferner auf intravenösem Weg (vor allem von naturlatexhaltigen Infusionssystemen, Infusionsstopfen) und vor allem per inhalationem stattfinden. Der letztere Aufnahmeweg ist bedingt durch die Absorption der allergenwirksamen Proteine des NRL an den Handschuhpuder, der beim Auspacken, An- und Ausziehen der Handschuhe als Staub freigesetzt wird [8, 19].

Die hohe Atopie-Prävalenz innerhalb des Kollektivs weist deutlich darauf hin, daß eine durch den Pricktest feststellbare Atopie einen Risikofaktor bei der Entwicklung einer Naturlatex-Typ I-Allergie darstellt. Während in unserer Untersuchung lediglich 40% der Probanden (n=46) die Manifestation einer Erkrankung aus dem atopischen Formenkreis anamnestisch angaben, waren unter Berücksichtigung des Pricktests mit ubiquitären Allergenen 65% als Atopiker (n=74) einzustufen. Nahezu identische Ergebnisse fanden auch Heese und Mitarbeiter [62].

Es zeigte sich, daß die meisten Patienten innerhalb von 2 Jahren nach Auftreten der ersten Allergiemanifestation Symptome der unteren Atemwege entwickelten. Wir führen dies auf die aerogene Belastung durch das Allergen zurück, die aufgrund der Raumkontamination durch Arbeitskollegen auch dann anhält, wenn die Betroffene selbst keine Naturlatex-Handschuhe benutzen. Von besonderer Bedeutung ist der durch Handschuhpuder verursachte Allergengehalt in der Luft, der schon beim Aufenthalt in Räumen, wo gepuderte Naturlatex-Handschuhe benutzt werden, asthmatische und rhinokonjunktivale Reaktionen auslösen kann. Nach unseren Untersuchungen in Krankenhäusern und Arztpraxen gaben Naturlatex-Sensibilisierte nur in Räumen mit meßbarer Latexluftkonzentration rhinokonjunktivale und Atemnotbeschwerden an [8, 19, 21].

Alle in den arbeitsplatzbezogenen Expositionstestungen mit Untersuchungshandschuhen aufgetretenen allergischen Überempfindlichkeitsreaktionen sind auf den luftgetragenen Handschuhpuder, der hohe Konzentrationen an Latexallergenen aufweist, zurückzuführen [19, 25, 50, 55, 56]. In keinem Fall zeigte sich eine allergisch bedingte Reaktion durch den aus Maisstärke bestehenden Handschuhpuder.

In 2 Fällen konnte eine kutane Sensibilisierung gegenüber Maisstärke dokumentiert werden, die Expositionstestung führte jedoch zu keinerlei allergischen Symptomen. Die Ergebnisse weisen darauf hin, daß allergenhaltiger Puder von Naturlatex-Handschuhen ein potenter Allergieauslöser vor allem im Bereich der oberen Atemwege ist. Diese Erkenntnisse führen zur Schlußfolgerung, daß die Verwendung ungepuderter Naturlatex-Produkte einen erfolgversprechenden Präventionsansatz bietet. In diesem Zusammenhang ist auch die Beobachtung erwähnenswert, daß respiratorische Beschwerden und Latexspezifische Soforttyp-Sensibilisierungen bevorzugt unter Krankenhausbeschäftigten beobachtet wurden, die anhaltend am Arbeitsplatz inhalativ belastet waren.

Das von uns untersuchte Kollektiv, in dem sich besonders häufig junge Frauen befanden, entspricht der demographischen Zusammensetzung von Berufsanfängerinnen im Gesundheitswesen. Vorwiegend untersuchten wir Krankenschwestern und Zahnarzthelferinnen. Bei diesem Personenkreis besteht neben den berufsbedingten Reaktionen gegenüber Naturlatex die Gefahr, daß im Rahmen von gynäkologischen Untersuchungen oder Entbindungen eine allergische Reaktion bis hin zum anaphylaktischen Schock auftritt. Nach den anamnestischen Angaben entwickelten 2 unserer Patienten eine anaphylaktische Reaktion mit Schocksymptomatik während der Anlage eines Dauerkatheters bzw. eines zahnärztlichen Eingriffes. Einer besonderen Gefährdung sind Personen ausgesetzt, denen noch nicht bewußt ist, daß sie unter einer Naturlatex-Allergie leiden.

Kontakt zu Produkten aus Naturlatex findet außer im medizinischen Bereich vor allem in der gummiverarbeitenden und in der Textilindustrie statt. Auch im häuslichen Umfeld kommen eine Reihe naturlatexhaltiger Produkte vor, ohne daß man sich dessen bewußt ist. Allergische Reaktionen werden hier vor allem durch das Tragen von Haushaltshandschuhen und das Aufblasen von Luftballons ausgelöst. Weiterhin sind inzwischen eine Reihe von Kreuzallergien gegenüber Pflanzen und Nahrungsmitteln bekannt [2, 33].

In einer Anamnese vor einem diagnostischen oder therapeutischen Eingriff, bei dem der Kontakt zu naturlatexhaltigen Produkten anzunehmen ist, sollten daher die Fragen nach Beruf und einer Latexunverträglichkeit unbedingt einbezogen werden. Wir raten dazu, daß in Verdachtsfällen vor Entbindungen und elektiven Eingriffen bei den Hochrisikogruppen (Spina bifida-Patienten, Beschäftigte im Gesundheitswesen und häufig voroperierte Patienten) eine Allergie-Testung mittels Pricktestung durch einen Allergologen durchgeführt wird. Die Bestimmung der Naturlatex-spezifischen IgE-Antikörper ist als Screening-Methode nicht geeignet, da die Häufigkeit der falsch negativen Resultate zwischen 10 und 20% liegt.

Untersuchungen zum Verlauf der ausgeatmeten Stickstoffmonoxid-Konzentration nach inhalativer Exposition gegenüber Naturlatex

In verschiedenen Studien konnte gezeigt werden, daß die Stickstoffmonoxid-Konzentration (NO-Konzentration)

in der Ausatemluft sowohl bei Patienten mit einem unbehandelten Asthma bronchiale als auch bei Patienten nach Exposition gegenüber inhalativen Allergenen zum Zeitpunkt einer allergischen Spätantwort erhöht ist [10, 77, 78]. Einen Zusammenhang zwischen den ausgeatmeten NO-Konzentrationen bei Laborbeschäftigten und dem Vorliegen einer Allergie gegenüber Labortieren konnten Adisesh und Mitarbeiter nachweisen [1].

Um festzustellen, ob ein Provokationstest mit anderen allergisch wirksamen Substanzen ebenfalls zu einem Anstieg der NO-Konzentration führt, wurde die im folgenden beschriebene Studie durchgeführt.

Probanden

Die untersuchten Personen wurden von gesetzlichen Unfallversicherungsträgern vorgestellt um abzuklären, ob eine Berufskrankheit der Nr. 4301 oder Nr. 1315 (Erkrankungen durch Isocyanate) vorlag. Untersucht wurden 18 Versicherte mit einer anamnestisch bekannten Typ-I-Allergie gegen Naturlatex und 9 Probanden, die in der Vorgeschichte asthmatische Reaktionen am Arbeitsplatz nach Exposition gegenüber Diphenylmethan-Diisocyanat (MDI) aufwiesen. Sowohl NRL als auch MDI sind allergen wirksame Substanzen, MDI wirkt zusätzlich irritativ. Alle Probanden wurden ausführlich zur medizinischen Vorgeschichte, einschließlich der Einnahme von Medikamenten, Raucheranamnese, Allergien und anderen relevanten Erkrankungen befragt. Die Daten wurden in Tabelle 13 und 14 zusammengefaßt. Die Einverständniserklärung zur Teilnahme an den Untersuchungen mit dem Ziel festzustellen, ob die vorliegende Rhinitis und/oder die asthmatischen Beschwerden durch die berufliche Exposition gegenüber NRL oder MDI ausgelöst worden waren, lag von allen Probanden vor.

Methoden

Die NO-Konzentrationen wurden unmittelbar vor und nach einem Methacholin-Provokationstest sowie auch nach Bronchodilatation mit Salbutamol (Epaq) gemessen. Nachmessungen erfolgten am nächsten Morgen nach 16 – 18 Stunden; diese Messergebnisse dienten gewöhnlich als Ausgangswerte für die spezifischen Provokationstestungen an diesem zweiten Untersuchungstag. Die Messungen der NO-Konzentration nach Exposition gegenüber MDI oder NRL erfolgten vor Test-Beginn, unmittelbar nach dem Auftreten einer signifikanten bronchialen Reaktion oder zum Zeitpunkt des normalen Testendes. Weitere Messungen wurden bis zu 6 Stunden nach Expositionsbeginn und nach 20 – 22 Stunden durchgeführt (die Zahl der Nachmessungen war durch die Arbeitszeiten des Lungenfunktionslabors begrenzt).

Das NRL- und MDI-spezifische IgE wurde mittels der CAP-Methode gemessen. Die Spirometrie erfolgte mit dem Masterlab System (Jäger, Würzburg, Deutschland) nach den Kriterien der American Thoracic Society (ATS) in denselben Zeitabständen wie die Messungen der NO-Konzentrationen. Eine signifikante bronchiale Obstruktion wurde definiert als Abfall der Aus-

gangs-Einsekundenkapazität (FEV$_1$) um mindestens 20%.

Haut-Pricktestungen mit 21 geläufigen Aeroallergenen, Naturlatex-Allergenen (BGFA) sowie MDI-HSA (Bayer, Deutschland) wurden ausgeführt.

Stickstoffmonoxid-Messung

Für die Messung der ausgeatmeten NO-Konzentrationen verwendeten wir einen modifizierten Chemilumineszenzanalysator (Model ECO Physics CLD 780 TR, Eco Physics, Dürnten, Schweiz) mit einer Empfindlichkeit von 100 parts per trillion (ppt) bis 500 parts per billion (ppb), und einer Auflösung von 100 ppt (Ansprechzeit 0,5 s). Der Probennahmefluß betrug 400 mL/Min. Der Analysator wurde täglich mit NO-freier Luft und einem zertifizierten Probengas, das Stickstoffmonoxid in Stickstoff enthielt (144 ppb), kalibriert (Messer Griesheim, Deutschland). Vor der Untersuchung jedes einzelnen Probanden erfolgte eine Bestimmung der NO-Konzentration in der Umgebungsluft. Die Messung der ausgeatmeten NO-Konzentrationen wurde nach den Empfehlungen der European Respiratory Society Task Force "Measurement of Nitric Oxide in Exhaled Air" durchgeführt: Langsame Ausatmung über mindestens 20 Sekunden, ausgehend von der totalen Lungenkapazität, führte zur Messung der ausgeatmeten NO-Konzentration, das NO wurde aus einem Seitenstrom gemessen. Ein Plateau von 5 Sekunden ohne spürbare Abweichungen und mit stabilem Niveau wurde als Resultat der NO-Messung festgehalten. Pro Patient und Untersuchung führten wir 3 Messungen durch, daraus wurde die mittlere

NO-Konzentration berechnet. Während der Inhalation schlossen die Probanden ihre Nasenlöcher mit 2 Fingern, der Druck während der Exspiration wurde konstant auf 20 mbar gehalten, da der Proband über einen Monitor direkt den aktuellen Druck sehen konnte und damit sofort in der Lage war, Schwankungen auszugleichen.

Statistische Analyse

Für die statistische Auswertung verwendeten wir den Wilcoxon-Test für gepaarte Stichproben mittels SAS Software (Version 6.12 SAS Institute Inc., Cary, NC, USA).

Ergebnisse

Es konnten insgesamt 19 Methacholin-Provokationstestungen von 14 NRL- und 5 MDI-Probanden ausgewertet werden. 18 Provokationstestungen mit NRL und 9 mit MDI wurden durchgeführt.

Methacholin-Expositionstest

Ein Zusammenhang zwischen einer bronchialen Obstruktion nach Gabe von Methacholin und der bronchialen Reaktion nach Provokation mit spezifischen Allergenen konnte nicht festgestellt werden. Unabhängig von der bronchialen Reaktion auf Methacholin zeigte sich ein signifikanter Abfall der ausgeatmeten NO-Konzentration bei 16 der 19 Probanden 16 – 18 Stunden nach der Provokationstestung mit Methacholin und anschließender Bronchodilatation mit Salbutamol (p < 0,001).

Naturlatex-Expositionstest

12 von 18 Probanden zeigten im Pricktest positive Hautreaktionen gegenüber NRL und hatten Naturlatex-spezifische IgE-Antikörper. 10 der 18 Probanden entwickelten eine allergische Typ I-Reaktion nach Exposition gegenüber NRL, definiert durch einen Abfall des FEV_1 von mindestens 20%. Sieben dieser 10 Patienten zeigten im Pricktest positive Reaktionen auf Naturlatex-Allergene und wiesen Naturlatex-spezifische IgE-Antikörper im Blut auf. Bei 3 dieser Probanden trat 6 Stunden nach Ende des Provokationstests ein Abfall des FEV_1 um mindestens 20% auf. Dies weist auf eine 2fache Reaktion der unteren Atemwege hin. Nur 1 Proband zeigte zu diesem Zeitpunkt einen Anstieg der ausgeatmeten NO-Konzentration. Eine Probandin reagierte so heftig, daß eine i.v.-Gabe von Glukokortikoiden erforderlich wurde. Aufgrund von verschiedenen Umständen konnten nur 15 von 18 Tests ausgewertet werden. 22 Stunden nach der Expositionstestung konnte bei 8 Probanden (alle mit positivem Pricktest und 7 mit Nachweis spezifischer Antikörper) ein Anstieg der NO-Konzentration in der Ausatemluft von mindestens 10 ppb gemessen werden. Alle hatten während der Naturlatex-Expositionstestung eine Rhinitis infolge einer allergischen Typ I-Reaktion entwickelt und bei 5 Probanden konnte eine bronchiale Obstruktion dokumentiert werden.

Beeinflussende Faktoren (Confounder)

Es konnte kein Zusammenhang zwischen Medikamenteneinnahme, Rauchgewohnheiten, Atopie oder Asthma in der Vorgeschichte und der Reaktion der

Tab. 13. Daten der mit Naturlatex-Handschuhen exponierten Probanden.

lfd. Nummer	Geschlecht	Alter in Jahren	Atopie nach Hautpricktest	NL Haut-Pricktest	NL-spezifische IgE (kU/L)	Verminderung des FEV_1-Wertes in %	NO Konzentration vor der Handschuhexposition (ppb)	NO Konzentration 20–22 h nach Exposition (ppb)	Differenz der NO Konzentration (ppb)
1	W	30	+	+	0,94	20,9	41,2	33,3	–7,9
2	W	28	–	–	< 0,35	21,4	16,4	13,9	–2,5
3	W	51	+	+	15,7	66,7	18,4	19,5	1,1
4	W	28	+	+	3,06	17,6	10,5	11,7	1,2
5	W	35	ND	–	< 0,35	20,0	9,4	11,4	2,0
6	W	38	+	–	< 0,35	8,6	15,2	19,4	4,2
7	W	31	+	+	20,2	9,3	14,9	19,8	4,9
8	W	31	+	+	47,3	41,9	7,7	20,8	13,1
9	M	48	+	–	< 0,35	42,4	41,3	54,4	13,1
10	W	22	ND	+	22,3	46,2	16,4	31,3	14,9
11	W	27	+	+	2,2	12,8	25,1	61,8	36,7
12	W	39	–	+	0,9	21,2	17,4	58,7	41,3
13	W	35	–	+	0,4	8,6	31,6	99,4	67,8
14	W	30	+	+	2,55	8,8	19,9	104	84,1
15	W	28	–	+	2,0	46,3	20,8	154,0	133,2

Tab. 14. Daten der mit MDI exponierten Probanden.

lfd. Nummer	Geschlecht	Alter in Jahren	Atopie nach Hautpricktest	MDI-HSA Hautpricktest	MDI-HSA spezifische IgE (kU/L)	Verminderung des FEV$_1$-Wertes in %	NO Konzentration vor der MDI-Exposition (ppb)	NO Konzentration 20 – 22 h nach Exposition (ppb)	Differenz der NO Konzentration (ppb)
1	M	58	–	–	< 0,35	–10,0	37,3	24,8	–12,5
2	M	33	+	–	< 0,35	27,0	60,4	48,1	–12,3
3	M	28	–	–	< 0,35	–2,4	17,2	13,4	–3,8
4	M	50	ND	–	< 0,35	–3,7	11	9,3	–1,7
5	M	36	+	+	5,3	–72,2	148,1	154,1	6,0
6	M	43	–	–	< 0,35	8,1	22,0	28,9	6,9
7	M	50	–	–	< 0,35	3,5	11,4	20,9	9,5
8	M	39	+	+	8,05	> 50%	36,1	67,7	31,6
9	W	33	–	–	< 0,35	–0,3	161,0	235	74,0
10	M	40	+	+	3,1	> 50%	24,9	150	125,1

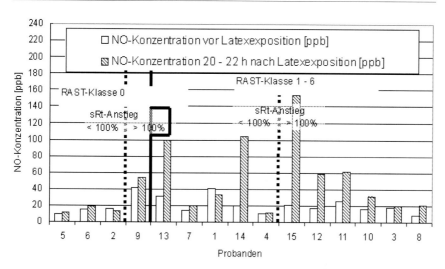

Abb. 41. Atemwegswiderstand und NO-Konzentration vor und nach Exposition gegenüber gepuderten Naturlatex-Handschuhen.

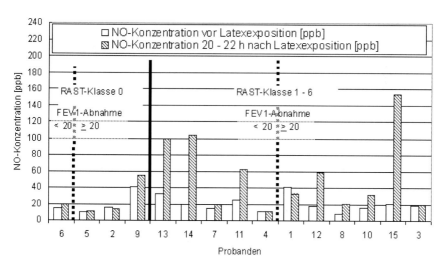

Abb. 42. FEV$_1$-Veränderung und NO-Konzentration vor und nach Exposition gegenüber gepuderten Naturlatex-Handschuhen

NO-Konzentration nach Provokation mit Methacholin, NRL oder MDI festgestellt werden. In der untersuchten Gruppe fand sich keine Beziehung zwischen den NO-Konzentrationen in der Raumluft und der Menge des NO in der Ausatemluft.

Diskussion

In Tierversuchen sind die NO-Veränderungen nach Exposition gegenüber Allergenen und Isocyanaten untersucht worden [110, 146]. Es liegen auch einige Berichte zur NO-Konzentration in der Ausatemluft bei am Arbeitsplatz bei gegenüber allergenen Stoffen exponierten Personen vor. Bislang ist allerdings keine kontrollierte Studie mit Probanden, bei denen der Verdacht auf eine Sensibilisierung besteht, veröffentlicht worden.

Die Beobachtung, daß die NO-Konzentration bei 16 von 19 Probanden 16 – 18 Stunden nach Provokation mit Methacholin und anschließender Bronchodilatation mit Salbutamol (Epaq) abfiel, kam überraschend. Dieses Ergebnis erforderte einen Vergleich zwischen den Veränderungen der NO-Konzentrationen nach spezifischen Provokationstests und den Ausgangswerten vor der Methacholin-Provokation sowie vor spezifischer Allergen-Provokationstestung, damit festgestellt werden konnte, ob ein Anstieg der NO-Konzentration in der Ausatemluft tatsächlich stattgefunden hatte. Es zeigte sich, daß die Ergebnisse durch den Abfall der NO-Konzentration nach Methacholin-Provokation nicht verfälscht wurden. Sinkende NO-Konzentrationen in der Ausatemluft nach inhalativer Gabe von Gluko-

kortikoiden über einen Zeitraum von 3 Wochen, vermutlich verursacht durch einen Rückgang der Entzündung, sind bereits beschrieben worden [80, 94]. Eine ähnliche Wirkung des Salbutamols ist bislang noch nicht publiziert worden. Deykin und Mitarbeiter konnten eine Abnahme der NO-Konzentration nach Bronchoprovokation und wiederholten Messungen mittels Spirometer bei Patienten mit Asthma bronchiale nachweisen [40]. Laut Corradi und Mitarbeitern [37] scheinen atmosphärische NO-Konzentrationen von über 35 ppb einen Anstieg des ausgeatmeten NO-Niveaus zu bewirken. Diese Resultate konnten durch unsere Untersuchungen weder bestätigt noch widerlegt werden, weil die NO-Konzentrationen in der Umgebungsluft diesen Wert im Gesamtverlauf der Studie nur dreimal überschritten.

Bei unserer Untersuchung zeigte sich in Bezug auf das Niveau des ausgeatmeten NOs nach Provokation mit NRL und MDI kein einheitliches Erscheinungsbild. Ein Anstieg von mindestens 10 ppb der ausgeatmeten NO-Konzentration 20 – 22 Stunden nach Ende der Provokationstestung mit Naturlatex-Handschuhen konnte bei 8 von 18 Probanden ermittelt werden, ähnlich waren die Ergebnisse bei 3 der 9 MDI-Provokationen. Diese Resultate stimmen mit den Beobachtungen von Yan und Mitarbeitern [146] überein, die eine erhöhte ausgeatmete NO-Konzentration bei gegenüber Trimellitischen Anhydriden sensibilisierten Meerschweinchen nach Anregung mit induzierbarer Stickstoffmonoxid Synthase (iNOS) 15 – 17 Stunden nach Allergen-Exposition feststellten. Die Ergebnisse deuten möglicherweise auf eine Rolle des iNOS bei der allergischen Spätantwort hin, die jedoch noch genauer bestimmt werden muß. Bei 4 unserer Probanden mit Naturlatex-Allergie und bei 2 Patienten nach MDI-Exposition fanden wir einen sofortigen Anstieg des ausgeatmeten NO-Niveaus. Eine solche Soforttyp-Reaktion des NO konnte auch bei gegenüber Ovalbumin sensibilisierten Meerschweinchen nach Allergen-Provokation festgestellt werden [110]. Bei einigen Probanden sahen wir einen Zusammenhang zwischen einer Abnahme des Luftstroms, gemessen mittels FEV_1, und den Veränderungen der ausgeatmeten NO-Konzentration. Ähnliche Ergebnisse sind von Garnier und Mitarbeitern [48] veröffentlicht worden. Nur 1 von 3 Probanden mit einem signifikanten Abfalls des FEV_1 6 Stunden nach Naturlatex-Provokation hatte zu diesem Zeitpunkt einen Anstieg der NO-Konzentration. Eine Krankenschwester reagierte von Seiten des Bronchialsystems so heftig , daß die intravenöse Gabe von Glukokortikoiden erforderlich war. Bei dieser Probandin trat kein Anstieg der NO-Konzentration nach 20 Stunden auf. Da Kharitonov und Mitarbeiter [79] eine Verminderung der ausgeatmeten NO-Konzentrationen bei mit inhalativen Glukokortikoiden behandelten Patienten nachwiesen, ist davon auszugehen, daß hierfür die i.v.-Gabe von Glukokortikoiden verantwortlich war.

Unsere Untersuchungen zeigen, daß die Konzentrationen des NO in der Ausatemluft bei während der Arbeit exponierten und/oder sensibilisierten Probanden 20 – 22 Stunden nach Exposition gegenüber Allergenen oder irritativ wirksamen Stoffen deutlich ansteigen können. Unsere Ergebnisse stimmen mit einer Untersuchung überein, die höhere NO-Konzentrationen bei Beschäf-

tigten mit einer Allergie gegen Labortiere im Vergleich zu Kollegen ohne Beschwerden fand [1]. Der stärkste Anstieg der NO-Konzentration konnte bei dem einzigen Probanden mit sofortiger und später bronchialer Obstruktion nach Naturlatex-Exposition gemessen werden. Dieser Effekt ist auch von Kharitonov beschrieben worden.

Entzündungsreaktion, bronchiale Hyperreagibilität und Anstieg des NO hängen offensichtlich nicht grundsätzlich zusammen. Schuiling und Mitarbeiter [116, 117] beobachteten, daß die Inhalation des spezifischen iNOS Inhibitors Aminoguanidin keine Auswirkungen auf die basale bronchiale Reaktion gegenüber Histamin bei gegenüber Ovalbumin sensibilisierten Meerschweinchen vor einer Expositionstestung hatte und daß sie die allergenbedingte bronchiale Hyperreaktivität nach der sofortigen asthmatischen Reaktion nicht beeinflußte. Die Inhalation von Aminoguanidin potenziert jedoch signifikant die teilweise eingeschränkte Hyperreaktivität der Luftwege nach der asthmatischen Spätantwort auf ein Niveau der Hyperreaktivität, wie es nach der asthmatischen Frühantwort beobachtet wird. Dies weist darauf hin, daß die Induktion der iNOS während der asthmatischen Spätreaktion zu einer Umkehrung der bronchialen Hyperreagibilität führt.

Ein klarer Zusammenhang zwischen der bronchialen Reaktion, den spezifischen IgE-Antikörpern und einem Anstieg der ausgeatmeten NO-Konzentration konnte nicht gefunden werden. Dies kann an der relativ kleinen Anzahl von Probanden liegen. Es ließ sich jedoch eine Tendenz ermitteln, daß jene Probanden mit spezifischen IgE-Antikörpern und bronchialer Reaktion einen

Anstieg der ausgeatmeten NO-Konzentration entwickelten. Vorläufig ist das Verfahren als experimentell anzusehen, ohne daß sich aus der vorliegenden Literatur Hinweise darauf ergeben, daß die initiale Euphorie bezüglich. des Einsatzes der NO-Messung bei der Früherkennung berufsbedingter asthmatischer Erkrankungen, die sich aus britischen Publikationen ergab, tatsächlich berechtigt ist [76, 77, 78, 79, 80].

Weitere Studien sind notwendig, um tatsächlich feststellen zu können, ob Messungen der NO-Konzentrationen aus den unteren Atemwegen eine brauchbare Methode darstellen, um entzündliche Reaktionen im unteren Bronchialsystem festzustellen, bevor klinische Symptome auftreten.

Einfluß der Anwendung verschiedener Hautschutzcremes und des Allergengehaltes von Naturlatexhandschuhen auf das Ergebnis des Handschuh-Tragetestes

Der intensive Gebrauch von Handschuhen kann bei gegenüber Naturlatex sensibilisierten Probanden allergische Soforttyp-Reaktionen vor allem in Form einer Kontakturtikaria verursachen. Handschuhe aus Naturlatex weisen, wie in Untersuchungen zu Allergen- und Proteingehalt nachgewiesen, bis zu 3.000fache Unterschiede in ihrem Protein- und Allergengehalt auf [20, 149].

Von der Hautschutzmittel-produzierenden Industrie wird die Anwendung von Hautschutzexterna zur Vorbeugung allergischer Reaktionen auf Naturlatex-Handschuhe empfohlen, und viele Beschäftigte benutzen solche Cremes.

Die folgenden Untersuchungen wurden durchgeführt um festzustellen, ob Hautschutzcremes allergische Reaktionen gegenüber Naturlatex effektiv verhindern können und ob ein Unterschied in der Hautreaktion zwischen gepuderten allergenreichen und ungepuderten allergenarmen Handschuhen besteht. Im folgenden werden 2 Untersuchungen zum Einfluß der Anwendung von Hautschutzmitteln auf den Ausprägungsgrad der Kontakturtikaria beim Tragen von Handschuhen aus Naturlatex vorgestellt.

Probanden

Die erste Untersuchung umfaßte konsekutiv alle Probanden, die sich von Januar 1994 – Ende 1996 aufgrund des Verdachts auf das Vorliegen einer Soforttypallergie auf Naturlatex-Handschuhe im BGFA vorstellten. Dies waren insgesamt 92 Teilnehmer mit einem Durchschnittsalter von 33 Jahren (Bereich 19 – 61 Jahre), davon arbeiteten 84 im Bereich des Gesundheitswesens.

Die zweite Studiengruppe, die zwischen Juli 1997 und Juni 1999 rekrutiert wurde, umfaßte 72 Probanden. Das Durchschnittsalter betrug 34 Jahre (Bereich 19 – 57 Jahre).

Methoden

Die Anamnese, die Pricktestungen und die IgE-Bestimmungen wurden in der oben beschriebenen Weise durchgeführt.

Tragetest

Die Probanden trugen 30 Minuten lang an beiden Händen passende Handschuhe der Marken Unigloves Malaysia oder Biogel Diagnostic . Zum Untersuchungszeitpunkt litt keine der Testpersonen unter einer floriden Dermatitis oder unter akuten Typ-I Allergie-bedingten Symptomen an den Händen. Im Verlauf der ersten Studienreihe wurde von einer ausschließlichen Testung mit Handschuhen von Unigloves Malaysia auf eine Testung auch von Biogel Diagnostic umgestellt. In der zweiten Untersuchungsreihe wurden die beiden unterschiedlichen Handschuh-Typen an 2 aufeinander folgenden Tagen randomisiert eingesetzt. Die Probanden trugen an einem Tag Handschuhe desselben Herstellers parallel an beiden Händen.

Die erste Versuchsreihe wurde durchgeführt, indem die Probanden an einer Hand unter Aufsicht ein handelsübliches Hautschutzexternum applizierten, und an der anderen Hand kein derartiger Schutz erfolgte. Es wurde besonderer Wert darauf gelegt, daß das gesamte Hautorgan der Hände einschließlich der Fingerzwischenräume eingecremt wurde. Das Hautschutzexternum hatte folgende Bestandteile: Wasser, PHB-Ester-Glyzerylstearat, Stearinsäure, Talkum, Panthenol, weißes Mineralöl, Duftstoffe. Da erst seit 1996 eine Deklarationspflicht für Kosmetika vorliegt (6. Änderung der EG-Kosmetika-Richtlinie) sind hier nur die Inhaltsstoffe ohne prozentuale Verteilung angegeben.

Bei den Probanden der zweiten Gruppe wurde die Hautcreme "Hand Sense" der Firma North American Safety Products, Orange, CA, USA, 10 Minuten vor dem Trageversuch an einer Hand eingesetzt. Diese enthält folgende Komponenten nach INCI: Wasser, Glycerin, Isopropyl-Myristate, Triethanolamin, Stearinsäure, Dimethicon und Methylparaben.

Die Testbeurteilung erfolgte im Vergleich zum Ausgangsbefund. Der Test wurde als positiv eingestuft, wenn über einen Zeitraum von mindestens 15 Minuten Juckreiz und Hautrötung von mehr als 1 cm^2 auftraten. In der Regel war hierbei gleichzeitig eine Quaddelbildung zu beobachten.

Hauttest und Bestimmung latexspezifischer IgE-Antikörper

Die Prick-Hauttestung erfolgte mit Naturlatex-Extrakten eigener Herstellung [7]. Als signifikant wurde eine nach 15 – 20 Minuten auftretende und von Rötung umgebene Quaddel gewertet, deren Größe mindestens 50% der Quaddelreaktion auf 1%ige Histaminlösung erreichte. Naturlatex-spezifische IgE-Antikörper bestimmten wir mittels Phadezym RAST oder Pharmacia CAP-System RAST FEIA.

Untersuchung der Testhandschuhe

Es wurden 2 kommerziell erhältliche Naturlatex-Handschuhe verwendet.

Die Quantifizierung des löslichen Protein- und Allergengehalts erfolgte mit einem 1998 durch unsere Arbeitsgruppe beschriebenen Verfahren [4]. Der Handschuh Unigloves Malaysia wies einen löslichen Proteingehalt von 1.000 µg/g Gummi und einen löslichen Allergengehalt von 816 µg/g Gummi auf. Die entsprechenden Werte des Biogel Diagnostic Handschuhs betrugen 53 µg/g bzw. 0,2 µg/g. Letzterer ist mit einer Innenbeschichtung aus Polyhydroxyethylmethacrylat versehen, um das Anziehen zu erleichtern.

Statistitische Analyse

Der Zusammenhang von je 2 Variablen, die sich auf Hauttestreaktionen und Antikörperbestimmungen beziehen, wurde mit Hilfe des einseitigen exakten Tests nach Fischer geprüft. Der Vergleich der Gruppen wurde mittels der Maentel-Haenszel Methode durchgeführt. Die Statistikberechnung wurde mit SPSS für Windows (Version 6.1.3, nichtparametrische Tests) durchgeführt.

Ergebnisse

1994 – 1996

Im Rahmen der ersten Untersuchungen wurden von 70 der 92 Probanden nach dem Tragen der Handschuhe außer Hautreaktionen weitere Organmanifestationen angegeben, und zwar Rhinitis (n = 59), Atemnotzustände (n = 50) und/oder Konjunktivitis (n = 44). 55 von 90 Patienten wiesen im CAP (Pharmacia) latexspezifische IgE-Antikörper auf (> 0,35 kU/L), in 2 Fällen erfolgte diese Bestimmung nicht, da eine Blutentnahme nicht möglich war bzw. verweigert wurde. 62 der 92 Probanden zeigten im Prick-Hauttest mit eigenem Latexextrakt eine Soforttyp-Reaktion. Dabei zeigten 53 in beiden Allergietests und 11 nur jeweils einen positiven Befund. 26 Patienten wiesen weder ein latexspezifisches positives CAP- noch ein positives Hauttestresultat auf. Die Pricktestung mit der Negativkontrolle

ergab in keinem Fall einen Hinweis auf eine Urticaria factitia. Auch fand sich in dem stets durchgeführten Epikutantest (Europäische Standardreihe, Gummireihe, Duftstoffreihe) nie eine Typ-IV Reaktion [22].

1997 – 1999

In der zweiten Versuchsreihe zeigten 44 der insgesamt 72 Probanden eine positive Reaktion in der Hauttestung mit Latexextrakt, 21 reagierten negativ. 7 Probanden konnten nicht getestet werden. Von den 30 Probanden mit latexspezifischen IgE-Antikörpern hatten 19 ein positives Ergebnis im Haut-Pricktest.

Tragetest mit einem protein- und allergenreichen Handschuh (Unigloves Malaysia)

1994 – 1996

Im Tragetest ohne Hautprotektor zeigten 18 der 89 untersuchten Probanden eine Überempfindlichkeitsreaktion vom Soforttyp. Von diesen 18 wiesen 16 im CAP latexspezifische IgE-Antikörper auf, 15 hatten ebenfalls ein positives Resultat im Prick-Hauttest auf Naturlatex-Allergene. Nach Anwendung des Hautprotektors kam es bei 24 Probanden zu einer positiven Reaktion. Dabei war 12-mal sowohl mit als auch ohne Hautprotektor und ebenfalls 12-mal nur mit Hautprotektor eine Reaktion festzustellen. Sechsmal fand sich nur ohne Hautprotektor ein positiver Tragetestbefund.

Von den insgesamt 30 Probanden, bei denen sich eine positive Reaktion zeigte, hatten 25 sowohl einen positiven IgE-Befund als auch einen positiven Prick-Hauttest, 2 Personen zeigten lediglich in der IgE-Bestimmung und 3 in keinem der beiden Allergietests eine allergische Reaktion. Eine positive Assoziation zwischen dem Nachweis latexspezifischer IgE-Antikörper (CAP) und dem Ergebnis des Trageversuchs (p < 0,001) sowie zwischen einer Reaktion im Pricktest und im Trageversuch (p = 0,0137) war festzustellen.

1997 – 1999

Bei 63 der 72 Probanden konnte diese Untersuchung durchgeführt werden, davon zeigten 38 im Haut-Pricktest eine Soforttyp-Reaktion. Im Trageversuch ohne vorheriges Auftragen der Hautschutzcreme wiesen 18 der 63 Probanden eine Soforttyp- Reaktion auf. Nach Anwenden der Hautcreme "Hand Sense" sank die Zahl der Überempfindlichkeitsreaktionen auf 11 Fälle (alle mit positivem Pricktest) beim Trageversuch. Von allen Probanden, die rea-

Tab. 15. Ergebnisse des Tragetests mit dem gepuderten Naturlatex-Handschuh der Firma Unigloves Malaysia mit und ohne Hautprotektor 1994 – 1996.

Tragetest-Reaktion	Unigloves Malaysia	
	ohne Hautprotektor	mit Hautprotektor
Positiv	18	24
Negativ	71	65
Gesamt	89	89

Tab. 16. Ergebnisse des Tragetests mit dem ungepuderten Naturlatex-Handschuh der Firma Biogel Diagnostica mit und ohne Hautprotektor 1994 – 1996.

Tragetest-Reaktion	Biogel Diagnostica	
	ohne Hautprotektor	mit Hautprotektor
Positiv	0	2
Negativ	58	56
Gesamt	58	58

Tab. 17.   Ergebnisse der Tragetests ohne Anwendung des Hautprotektors – intraindividueller Vergleich 1994 – 1996.

Tragetest-Reaktion ohne Hautprotektor	Unigloves Malaysia Positiv	Negativ	Gesamt
Biogel Diagnostica			
Positiv	0	0	0
Negativ	9	46	55
Gesamt	9	46	55

Tab. 18.   Ergebnisse der Tragetests mit Anwendung des Hautprotektors – intraindividueller Vergleich 1994 – 1996.

Tragetest-Reaktion mit Hautprotektor	Unigloves Malaysia Positiv	Negativ	Gesamt
Biogel Diagnostica			
Positiv	1	1	2
Negativ	10	43	53
Gesamt	11	44	55

giert hatten, zeigten 10 Versuchspersonen eine Reaktion mit und ohne Applikation der Hautschutzcreme, ein Proband reagierte nur mit und 7 Probanden nur ohne die Hautschutzcreme positiv. Insgesamt zeigten sich 19 positive Reaktionen auf die Handschuhe der Firma Unigloves Malaysia. Es bestand ein positiver Zusammenhang zwischen der Reaktion im Naturlatex-spezifischen Pricktest und einem positivem Trageversuch ($p < 0,005$).

Tragetest mit einem protein- und allergenarmen innenbeschichteten Handschuh (Biogel Diagnostic, innenbeschichtet mit Polyhydroxyethylmethacrylat)

1994 – 1996

Dieser im Laufe der Studie zusätzlich eingeführte Trageversuch erfolgte bei 58 Personen konsekutiv in randomisierter Reihenfolge. Zwei Probanden zeigten mit und keiner ohne Verwendung des Hautprotektors Überempfindlichkeitsreaktionen (Tab. 16). Die beiden Personen hatten im CAP latexspezifisches IgE und wiesen einen positiven Befund im Prick-Hauttest auf.

1997 – 1999

Der Test wurde bei 70 Probanden konsekutiv durchgeführt, von diesen reagierten 43 positiv in der Hauttestung gegenüber Naturlatex. Insgesamt 3 Probanden, die alle positive Hautreaktionen hatten, zeigten beim Trageversuch Überempfindlichkeitsreaktionen. Zwei reagierten mit und 2 ohne Anwendung der Hautschutzcreme "Hand Sense".

Intraindividueller Vergleich der Testergebnisse von protein- und allergenreichen gepuderten Naturlatex-Handschuhen mit protein- und allergenarmen ungepuderten Naturlatex-Handschuhen

1994 – 1996

Die Untersuchung wurde in 55 Fällen mit beiden Handschuhmarken durchgeführt.

Ohne Hautprotektor (Tab. 17): Hier fanden sich mit Unigloves Malaysia 9 Überempfindlichkeitsreaktionen im Trageversuch (davon 7 mit IgE-Antikörpern und positivem Prick-Hauttestergebnis und 2 mit negativen Befunden in beiden Tests).

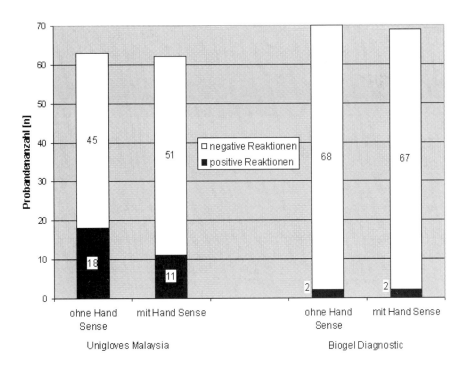

Abb. 43.   Vergleich der Testresultate beider Handschuhtrageversuchsreihen.

Das Tragen von Biogel Diagnostic löste bei keinem Probanden eine allergische Reaktion aus.

Mit Hautprotektor (Tab. 18): Unigloves Malaysia lösten 11-mal allergische Soforttypreaktionen aus (8 davon bei Probanden mit spezifischen IgE-Antikörpern gegen Naturlatex und positivem Hauttestergebnis und 3 mit negativen Befunden in beiden Tests). Biogel Diagnostic Handschuhe verursachten 2-mal allergische Reaktionen (die Probanden hatten in beiden Fällen nachweisbares Naturlatex-spezifisches IgE im Serum und einen positiven Hauttest auf Naturlatex-Allergene). Die Überempfindlichkeit auf Biogel Diagnostic war in einem der beiden Fälle nicht mit einer Reaktion auf Unigloves Malaysia verbunden.

1997 – 1999

Der Trageversuch mit den beiden verschiedenen Handschuhtypen konnte bei 60 Probanden mit und bei 61 Versuchsteilnehmern ohne Anwendung der Hautschutzcreme durchgeführt werden. Ohne die Hautschutzcreme fanden sich im Trageversuch mit den Handschuhen Unigloves Malaysia 18 Überempfindlichkeitsreaktionen, und 2 Probanden reagierten auf die Handschuhe von Biogel Diagnostik.

Nach Anwendung der Hautschutzcreme "Hand Sense" zeigten sich Überempfindlichkeitsreaktionen bei 11 Probanden nach Tragen von Handschuhen der Marke Unigloves Malaysia und bei 2 Probanden mit Biogel Diagnostik Handschuhen. Die beiden Probanden, die mit Biogel Diagnostik Handschuhen positiv reagiert hatten, zeigten auch Überempfindlichkeitsreaktionen auf die Unigloves Malaysia Handschuhe (Abb. 43).

Diskussion

65% aller Probanden zeigten trotz anamnestischer Angabe von durch das Tragen naturlatexhaltiger Handschuhe ausgelöster allergischer Soforttyp-Reaktionen in unseren Untersuchungen keine Überempfindlichkeit im Tragetest. Dies ist auf die im Rahmen der beruflichen Tätigkeit üblicherweise längere Handschuhtragedauer sowie z. T. wahrscheinlich auf unspezifische Hautreizungen zurückzuführen, die als Soforttyp-Allergie gegen Naturlatex fehlgedeutet wurden. Der allergenarme puderfreie Handschuh führte nur in 2 der zwischen 1994 und 1996 untersuchten 58 Fälle (3,4%) und nur nach vorheriger Anwendung des Hautprotektors sowie bei Vorhandensein von latexspezifischen IgE-Antikörpern und einer Prick-Hauttestreaktion auch zu einer Überempfindlichkeitsreaktion im Tragetest. Einmal lag gleichzeitig eine Überempfindlichkeit auf den allergenreichen Handschuh vor. Auch in der zweiten Untersuchungsreihe löste der allergenarme Handschuh nur bei 3 von 70 Probanden (4%) eine allergische Reaktion aus. Hier traten 2 Reaktionen mit und 2 ohne Anwendung der "Hand Sense"-Creme auf.

Dagegen löste der gepuderte, allergenreiche Handschuh bei den ersten Untersuchungen 18-mal ohne und 24-mal unter Verwendung des Hautprotektors, insgesamt bei 30 der 89 Testpersonen (33%) Hautveränderungen aus. Dabei reagierten 30 Personen (51%) mit und 9% der Probanden ohne nachweisbare naturlatexspezifische IgE-Antikörper. Von den insgesamt 30 Respondern zeigten 28 in den Allergietests positive Befunde. Die Tragetest-Reaktionen der 3 CAP-negativen Personen sind am ehesten auf unspezifische Reizungen zurückzuführen. Dagegen sprechen die Ergebnisse bei der späteren Untersuchung für eine schützende Wirkung des Hautprotektors "Hand Sense": Allergische Hautreaktionen wurden bei 18 Probanden ohne Anwendung der Hautschutzcreme "Hand Sense" und bei 11 Patienten nach Auftragen der Creme dokumentiert (insgesamt 30% positive Reaktionen bei 63 untersuchten Probanden).

Dabei scheint dem Hautprotektor selbst keine wesentliche Reizwirkung zuzukommen, da seine Anwendung nicht generell zu Reaktionen führt, sondern fast nur dann, wenn die allergenreichen Handschuhe getragen werden. Nicht auszuschließen sind aber vom CAP-System nicht erfaßte Allergene in den verwendeten Handschuhen. Der zwischen 1994 und 1996 angewandte Hautprotektor verstärkte die allergische Reaktion dadurch, daß die Allergenübertragung aus dem Handschuh bzw. dem Puder in die Haut erleichtert wird.

Die unterschiedliche Verträglichkeit der beiden Handschuhtypen und die negative Wirkung des in der ersten Studie eingesetzten Hautprotektors konnten auch in den Fällen der Paralleltestung belegt werden. Unigloves Malaysia verursachte bei den 55 zwischen 1994 und 1996 untersuchten Probanden 9- bzw. 11-mal (ohne bzw. mit Hautprotektor) eine Überempfindlichkeit, während Biogel-Diagnostica in keinem bzw. nur in 2 Fällen eine Hautveränderung hervorrief.

In der zweiten Untersuchungsreihe verursachten die Unigloves Malaysia bei 18 der 61 untersuchten Probanden ohne Hautprotektor und die Biogel Diagnostik bei 2 Patienten Überempfindlichkeitsreaktionen. Nach Auftragen der Hautschutzcreme "Hand Sense" sank die Rate der positiven Reaktionen bei Unigloves Malaysia auf 11 von 60 Probanden und betrug 2 von 60 für die Biogel Diagnostics.

Die Innenbeschichtung der letzteren Handschuhmarke erscheint auch ohne Anwendung des Hautprotektors nicht alle Allergene zurückzuhalten, Patienten mit starker Naturlatex-Allergie berichten über eine auch durch diesen Handschuh ausgelöste Kontakturtikaria. Zu beachten ist außerdem, daß die Innenbeschichtung den Handschuhträger, nicht aber den zu untersuchenden oder zu behandelnden Patienten vor dem Kontakt mit dem allergenhaltigen Latexmaterial schützt. Vergleicht man die beiden zeitlich nacheinander durchgeführten Studien miteinander, fällt auf, daß im zweiten Studienabschnitt unter Verwendung des Hautprotektors "Hand Sense" die Zahl der Überempfindlichkeitsreaktionen abgenommen hat, wenn dies auch nicht statistisch signifikant war (95% CI:0,605-1,694 nach der Maentel-Haenszel Methode). Offensichtlich verzögert diese Hautcreme die Allergenübertragung aus dem Handschuh und/oder aus dem Handschuhpuder und vermindert somit die Zahl der allergischen Reaktionen.

Die in Einzelfällen isoliert ohne Hautprotektor zu beobachtenden Trageversuchsreaktionen sind auf individuelle Unterschiede der Schweißneigung wie dem Vorliegen einer Hyperhidrosis manuum, der Hautbeschaffenheit, dem Grad der anlagebedingt erhöhten Hautempfindlichkeit, z.B. im Sinne einer atopischen Hautdisposition, und eventuell auch durch methodisch bedingte Schwankungen des Verfahrens zurückzuführen.

Die hier vorgelegten Tragetest-Untersuchungen und ansatzweise auch Reibtests bestätigen, daß Protein- und Allergengehalt positiv mit der Häufigkeit von Überempfindlichkeitsreaktionen assoziiert sind. Beide Verfahren sind im Vergleich zum Prick-Hauttest und zur IgE-Bestimmung wenig sensitiv. Dies trifft vor allem für den Reibtest zu, der zudem eine unzureichende Spezifität aufweist und somit nicht zu empfehlen ist.

Erwähnenswert ist, daß es gelegentlich anamnestische Hinweise auf Überempfindlichkeitsreaktionen gegen allergenarme Naturlatex-Handschuhe unter höhergradig latexsensibilisierten Personen gibt. Gleichartige Beobachtungen machten auch Gehring und Mitarbeiter [50]. Für die Sekundärprävention ist daher von Bedeutung, daß derzeit kein sicherer unterer Allergengehalt von Naturlatex-Artikeln für bereits Sensibilisierte angegeben werden kann.

Sekundärprävention der Naturlatexallergie durch Austausch von gepuderten Latexhandschuhen gegen ungepuderte Handschuhe im Krankenhausbereich

Studienkonzept

Um zu klären, ob die Umstellung von gepuderten auf ungepuderte Naturlatexhandschuhe im Arbeitsbereich bei gleichzeitiger Bereitstellung naturlatexfreier Produkte für sensibilisierte Beschäftigte diesem Personenkreis einen gefahrlosen Verbleib im Gesundheitswesen ermöglichen kann, wurde diese Studie konzipiert und im St. Fran-

ziskus-Hospital in Münster durchgeführt. Im September 1996 wurde in verschiedenen Arbeitsbereichen eine Umstellung von gepuderten naturlatexhaltigen Handschuhen entweder auf ungepuderte naturlatexhaltige oder auf synthetische Handschuhe durchgeführt. Im einzelnen wurde die pädiatrische Intensivstation auf synthetische Handschuhe umgestellt. Die pädiatrische Station, die Erwachsenen-Intensivstation, der allgemeine und orthopädische Operationsbereich sowie die chirurgische Ambulanz wurden auf ungepuderte Latexhandschuhe umgestellt. Benachbarte Stationen und Bereiche behielten die bisher üblichen Handschuhe. Allen Personen mit einer nachgewiesenen Sensibilisierung gegenüber Naturgummilatex wurden latexfreie Handschuhe zur Verfügung gestellt. Die Umstellung wurde auf allen genannten Stationen gleichzeitig an einem einzigen Tag durchgeführt. Mit Ausnahme von zwei Abweichungen in den ersten beiden Tagen nach der Umstellung wurde das Protokoll eingehalten (s. Ergebnisteil).

Probanden

90 Beschäftigte (26 Männer, 64 Frauen, Alter 22 – 53 Jahre) aus den untersuchten Bereichen nahmen an der ersten Untersuchung (September 1996) teil. Jeder Proband füllte einen Anamnesefragebogen zu Atopie und Naturlatex-Allergie aus (siehe Anhang B). Der Haut-Pricktest erfolgte mit 8 ubiquitären Umweltallergen- und 6 Latexallergenextrakten. Gesamt-IgE und latexspezifisches IgE wurden mittels CAP-System (Pharmacia, Uppsala, Schweden) gemessen.

Methoden

Luftstaubmessungen

Zur Ermittlung der Raumluftbelastungen mit Latexallergenen wurden insgesamt 3 Probenahmezyklen im September 1996, März 1997 und September 1997 durchgeführt. Die Entnahme der Raumluftproben wurde jeweils über ca. 24 Stunden durchgeführt. Die ersten 3 Probenahmen erfolgten an 3 aufeinanderfolgenden Arbeitstagen unmittelbar vor der Umstellung der bisher eingesetzten Handschuhe auf die Austauschprodukte. Ausnahmen bildeten die Kontrollstation ohne Handschuhaustausch und der Umkleideraum ohne Handschuhbenutzung. Für die weiteren 2 Meßzyklen im März und September 1997 wurden jeweils 3 Probenahmen vorgenommen. Die Lage der Probenahmestellen wurde so gewählt, daß einerseits der Ablauf der klinischen Tätigkeiten nicht wesentlich gestört wurde und andererseits die am meisten belastete Stelle des Raumes erfaßt wurde (worst case). Hierbei handelte es sich in der Regel. um den Bereich des Handschuhabwurfs (Ausziehen der Handschuhe) und den Bereich der Lagerung (Anziehen der Handschuhe). Folgende Pumpen wurden für die Probenahmen verwendet: Probenahmepumpen MF 70 bzw. Tecora TCR H 2 (Flußrate 5 – 70 l/Min.) (De Haan & Wittmer, Friolzheim). Für die Probenahmen in den raumlufttechnischen Anlagen (RTA) wurden die Probenahmeköpfe (nach VDI 2463 GSA Meßgerätebau, Neuss) in den mittleren Strömungsbereich des Abluftkanals entgegen der Strömungsrichtung eingebaut. Mit einem Volumenstrom von ca. 10 L/Min. wurden die luftgetragenen Partikel auf einem Celluloseacetatfilter (Sartorius, Göttingen) mit einer Porenweite von 0,2 µm abgeschieden und am Ende der Probenahme der Bestimmung des Latexallergengehaltes zugeführt.

Die Staubpartikel auf den Filtern wurden mit Acetatpuffer extrahiert. Der Latexallergengehalt wurde mittels eines Immuninhibitionstestes bestimmt [19].

Statistische Analyse

Als Methodik wurde hier der Mann-Whitney U-Test für 2 unabhängige Stichproben verwendet. Die Statistikberechnung wurde mit SPSS für Windows (Version 6.1.3, nichtparametrische Tests) durchgeführt.

Ergebnisse

Insgesamt 90 von 212 Beschäftigten der in die Untersuchung einbezogenen Bereiche nahmen an den Untersuchungen teil. Zehn Probanden (11%) hatten latexspezifische IgE-Antikörper. Von diesen zeigte sich bei 7 ein positiver Pricktest-Befund mit Latexallergenen. Keiner der 80 Untersuchten ohne Nachweis von latex-spezifischem IgE hatte eine positive Pricktest-Reaktion auf Latexextrakte. Im April 1997 konnten 49 und im September 62 Probanden nachuntersucht werden. Alle 7 im Hauttest gegenüber NL sensibilisierten Probanden nahmen an beiden Nachuntersuchungen teil. Nur eine Probandin stellte die Tätigkeit ein, unter anderem weil sie auch in Bereichen eingesetzt war, die nicht umgestellt wurden. Fünf Probanden mit latex-spezifischen IgE-Serumspiegeln zwischen 13 und 2,8 kU/L zeigten innerhalb von 12 Mo-

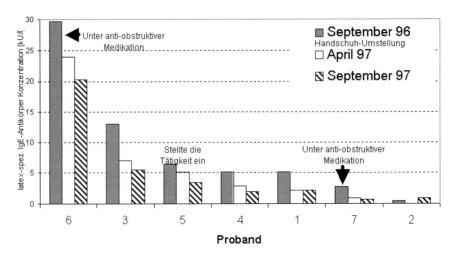

Abb. 44.   Verlauf der Antikörperkonzentration bei 7 Sensibilisierten im Verlauf der Studie.

Tab. 19.   Anamnestisch angegebene Beschwerden durch Kontakt zu Handschuhen aus Naturlatex.

	CAP negativ (n = 80)	CAP positiv (n = 10)	p
Juckreiz negativ	45	2	0,193
Juckreiz positiv	35	8	
Quaddeln negativ	76	4	0,0092 *
Quaddeln positiv	4	6	
Niesen negativ	74	5	0,0806
Niesen positiv	6	5	
Naselaufen negativ	77	5	0,0446
Naselaufen positiv	3	5	
Verstopfte Nase negativ	77	7	0,515
Verstopfte Nase positiv	2	3	

* = statistisch signifikant

Tab. 20. Angaben zur Atopieanamnese

	CAP negativ (n = 80)	CAP positiv (n = 10)	p
Heuschnupfen negativ	63	3	0,0293 *
Heuschnupfen	17	7	
Asthmatische Symptome negativ	75	8	0,996
Asthmatische Symptome positiv	5	2	
Atopische Dermatitis negativ	74	9	1,0
Atopische Dermatitis positiv	6	1	
Atopische Familienanamnese positiv	53	3	0,19
Atopische Familienanamnese negativ	27	7	

* = statistisch signifikant

naten eine Halbierung der IgE-Werte. Die höchste Konzentration wurde mit 39,7 kU/L nachgewiesen; hier fiel der Wert auf 30,3 kU/L ab. Die geringste AK-Konzentration von 0,49 kU/L (Proband 2) änderte sich nicht wesentlich (Abb. 44).

Das Gesamt-IgE der 10 Probanden mit allergenspezifischem IgE gegen Naturlatex war im Mann-Whitney U-Test für 2 unabhängige Stichproben signifikant höher als das der anderen Probanden (p = 0,0003). Die Mittelwerte für das Gesamt-IgE sind in der CAP-negativen Gruppe 57,3, Standardabweichung 75,8, in der CAP-positiven Gruppe 157,5, Standardabweichung 96,6 (jeweils kU/L).

Die klinischen Nachuntersuchungen ergaben ein völliges Fehlen spezifischer Symptome, wie sie durch den Naturlatex-Kontakt hervorgerufen wurden. Beide Probanden, die vor der Umstellung antiobstruktive/antiallergische Medikamente am Arbeitsplatz verwenden mußten, konnten diese absetzen, ohne daß es zu einer erneuten Rhinopathie oder asthmatischen Reaktionen am Arbeitsplatz kam.

Probanden mit Latexallergen-spezifischem IgE gaben signifikant häufiger Heuschnupfen an (p = 0,0293). Keine signifikanten Unterschiede fanden sich für die Angabe von atopischer Dermatitis und/oder Asthma in der Vorgeschichte.

Im Kontrollbereich, in dem keine Handschuhumstellung durchgeführt wurde, konnten im September 1996 während aller Meßperioden Latexallergene in der Raumluft nachgewiesen werden (1,03 – 10,58 ng/m^3), im März 1997 gelang nur an 1 von 3 Untersuchungstagen der Nachweis von Latexallergenen in der Raumluft und im September 1997 an keinem der Meßtage. In allen Räumen, in denen gepuderte Handschuhe benutzt wurden und in denen die Sammelgeräte direkt aufgestellt wurden, konnten Latexaller-

gene in der Luft festgestellt werden
(0,86 ng/m^3 – 49,93 ng/m^3). Es war
nicht möglich, Latexallergene in den
Abluftkanälen der raumlufttechnischen
Anlagen des OP-Bereiches und der Erwachsenen-Intensivstation nachzuweisen. Innerhalb von 24 Stunden (einer
Meßperiode), nachdem die gepuderten
Naturlatex-Handschuhe ausgetauscht
worden waren, fiel die Naturlatex-Al-
lergen-Konzentration unter die Nachweisgrenze unserer Methode. Es gab in
der chirurgischen Ambulanz und im
Untersuchungsraum der Kinderstation
am 2. Tag nach der Umstellung Versor-
gungs- bzw. Akzeptanzprobleme, so
daß an diesen beiden Tagen gepuderte
Naturlatex-Handschuhe in der chirurgischen Ambulanz noch zum Einsatz kamen und Allergene während dieser
Meßperiode nachweisbar waren. In der
Kinderstation konnte die Allergenquel-
le für die einmalige Raumluftkontamination nicht eindeutig festgestellt werden. Nach Lösung dieser anfänglichen
Probleme lag die Allergenkonzentration in den Umstellungsräumen stets
unterhalb der Nachweisgrenze.

Im Umkleideraum, in dem sich die
Probanden umziehen, die in Bereichen
tätig sind, wo gepuderte Latexhandschuhe verwendet werden, war zu keinem Zeitpunkt im September 1996 und
1997 eine Erfassung von aerogenem
Latexallergenen möglich.

Diskussion

In vielen Untersuchungen wurde
nachgewiesen, daß gepuderte Naturlatex-Handschuhe die Hauptquelle für in
der Luft befindliche Latexallergene
sind. Heilmann und Mitarbeiter konnten zeigen, daß eine Umstellung auf ge-

puderte Handschuhe mit einem niedri-
gen Latexallergengehalt zu einer signifikanten Reduktion von Latexallergenen in der Luft von OP-Räumen führte
[66].

Unsere früheren Untersuchungen
von Beschäftigten im Gesundheitswesen belegten, daß Symptome des Respi-
rationstraktes und der Nachweis von
latexspezifischen IgE-Antikörpern nur
bei Beschäftigten bestanden, die in
Räumen mit nachweisbarer Raumluftkontamination mit Latexallergenen tätig waren. Diese Untersuchungen deuten darauf hin, daß direkter Kontakt des
Latexallergens mit den Schleimhäuten
der oberen und unteren Atemwege die
Hauptursache für die Entwicklung
einer Sensibilisierung gegenüber Latexallergenen ist [21]. Epidemiologi-
sche Studien, die einen Nachweis zwischen alleinigem Hautkontakt und
Entwicklung einer Sensibilisierung gegenüber Naturlatex-Allergenen belegen, liegen z. Z. nicht vor. Aus diesen
Gründen vermuteten wir, daß mit der
Entfernung der gepuderten Naturlatex-Handschuhe, die die Quelle der in
der Luft nachweisbaren Latexallergene
darstellen, deren Konzentration unter
die Nachweisgrenze fallen und somit
auch das Risiko für die Entwicklung
einer Sensibilisierung gegenüber Naturlatex-Allergenen reduziert wird.

Ein weiterer Vorteil dieses Vorgehens
ist die Vermeidung einer Exposition
von bereits latexsensibilisierten Beschäftigte und Patienten. Bis auf 2 Ausnahmen wurde unsere Annahme bestätigt, d.h. nach der Umstellung auf
ungepuderte Latexhandschuhe oder
nicht latexhaltige Handschuhe konnten
keine Latexaeroallergene mehr nachgewiesen werden.

Im OP-Bereich und auf der Erwachsenen-Intensivstation versuchten wir, einen Nachweis der Latexallergene aus dem Abluftbereich der raumlufttechnischen Anlage zu erbringen, um die von einigen Beschäftigten als störend empfundenen Pumpen nicht direkt in den entsprechenden Räumlichkeiten aufstellen zu müssen. Es war nicht möglich, während der insgesamt 6 Meßperioden vor der Umstellung Latexallergene in dem Luftstrom der raumlufttechnischen Anlagen nachzuweisen. Dies liegt vermutlich an dem sehr viel höheren Luftdurchsatz in diesen Räumen ($10 \text{ m}^3/\text{s}$ gegenüber $< 0,5 \text{ m}^3/\text{s}$ – $2 \text{ m}^3/\text{s}$ innerhalb dieser Räume).

Swanson und Mitarbeiter (1994) [128] konnten beim Absaugen von Kleidung, die in OP-Bereichen getragen wurde, Latexallergene nachweisen. Um herauszufinden, ob Latexallergene, die an der Kleidung haften, zu einer nachweisbaren Raumluftkontamination führt, führten wir Staubmessungen innerhalb einer Umkleidekabine an 5 aufeinanderfolgenden Tagen durch. Zu keinem Zeitpunkt konnte Latexallergene festgestellt werden. Wir interpretieren dies dahingehend, daß an Kleidung anhaftende Latexallergene nicht zu einer signifikanten Raumluftkontamination führen. Von den 90 untersuchten Beschäftigten konnten bei 7 (8%) sowohl positive Hautreaktionen gegenüber Latexallergenen als auch latexspezifische IgE-Antikörper nachgewiesen werden. Alle 7 hatten anamnestisch Symptome bei der Verwendung von Naturlatex-Handschuhen angegeben, 2 hatten Beschwerden der Atemwege, die eine medikamentöse Behandlung am Arbeitsplatz nötig machte. Bei 3 weiteren Probanden, die nur allergenspezifisches IgE gegen Naturlatex aufwiesen

(CAP), handelt es sich um sehr geringe Sensibilisierungen (RAST Klasse 1). Beschwerden durch Tragen von Naturlatex-Handschuhen wurden von diesen Probanden nicht angegeben. Nur eine Probandin stellte die Tätigkeit ein. Von den 6 weiter Berufstätigen wiesen 5 latexspezifische IgE-Antikörper-Konzentrationen zwischen > 15 und $> 1 \text{ kU/L}$ auf. Hier zeigte sich ein Abfall der Antikörper-Konzentration um mindestens 50%. Dies ist bemerkenswert, da minimale Allergenexpositionen durch benachbarte kontaminierte Bereiche gelegentlich anzunehmen sind. Dieser geringe Kontakt scheint für eine unveränderte Aufrechterhaltung der IgE-Produktion nicht auszureichen. Die Symptomfreiheit und der damit verbundene Verzicht auf antiallergische und antiobstruktive Medikation bestätigen unsere Untersuchungen zur Relevanz der aerogenen Allergenübertragung im Rahmen der Naturlatex-Allergie. Auch die Untersuchung von Brehler und Mitarbeitern (1997) [32], in der sich eine signifikante Erhöhung der Prävalenz der gegenüber Naturlatex sensibilisierten Probanden in OP-Bereichen fand, in denen gepuderte Naturlatex-Handschuh verwendet wurden, wenn diese mit OPs verglichen wurden, in denen nur ungepuderte Naturlatex-Handschuhe zum Einsatz kamen, bestätigt diese Hypothese.

Die Umstellung von gepuderten auf ungepuderte Naturlatex- bzw. synthetische Handschuhe bewirkte innerhalb von 24 Stunden einen Abfall der Latexallergenkonzentration in der Raumluft unter die Nachweisgrenze. Naturlatex-Allergene, die an Kleidung haften, scheinen nicht zu einer signifikanten Raumluftbelastung zu führen. Um eine Raumluftkontamination mit Latexallergenen zu vermeiden, ist der Gebrauch von ungepuderten Naturlatex-Handschuhen ausreichend.

Ein Jahr nach Beginn dieser Präventionsmaßnahme zeigten sich keine neu aufgetretenen Sensibilisierungen. Die Konzentration der Naturlatex-spezifischen IgE-Antikörper fiel bei den bereits Sensibilisierten durch die Allergenkarenz ab, allergische Symptome traten unter den Probanden in den Arbeitsbereichen ohne gepuderte Naturlatex-Handschuhe nicht mehr auf. Der Austausch von gepuderten Naturlatex-Handschuhen ist eine einfache und effektive Methode, um gegenüber Naturlatex Sensibilisierten den Verbleib im Beruf zu ermöglichen. Eine erfolgreiche Maßnahme zur Sekundärprävention der Naturlatex-Allergie für Beschäftigte im Gesundheitswesen mit einer Sensibilisierung oder Allergie gegen Naturlatex-Allergene steht somit zur Verfügung.

Primärprävention der Allergie gegen Naturlatex im Bereich des Gesundheitswesens

Obwohl es seit längerem Empfehlungen gibt, ungepuderte, allergenarme Handschuhe zur Vorbeugung der Entwicklung von Sensibilisierungen und Allergien gegenüber Naturlatex-Allergenen bei Beschäftigten im Gesundheitswesen einzusetzen, gibt es nur wenige Untersuchungen zur Wirksamkeit dieser Maßnahmen über einen längeren Zeitraum [5, 6, 16, 120]. Turjanmaa und Mitarbeiter [134] in Finnland berichteten von einem Sistieren oder Abfall der Sensibilisierungsraten als Folge von Veränderungen der Puder- und/oder Al-

lergen-Konzentration bei in Krankenhäusern eingesetzten Handschuhen. Levy und Mitarbeiter [89] ermittelten in einer Querschnittsstudie, daß unter Studenten der Zahnmedizin bei Verwendung von ungepuderten Handschuhen kein einziger Fall einer Sensibilisierung auftrat, während 5 – 15 % derjenigen, die gepuderte Handschuhen benutzt hatten, gegenüber Naturlatex sensibilisiert worden waren. Nach unserem Kenntnisstand gibt es bislang keine veröffentlichten Studien, die eine landesweite Inzidenzentwicklung untersucht hätten.

In der im vorherigen Kapitel vorgestellten Untersuchung konnten wir nachweisen, daß es durch die Umstellung auf ungepuderte Handschuhe aus Naturlatex in Krankenhauseinrichtungen gelingt, Naturlatex-Allergene vollständig aus der Luft zu entfernen. Sensibilisierten Beschäftigten wurden Naturlatex-freie Handschuhe zur Verfügung gestellt, und sie waren dank dieser einfachen und praktischen Maßnahme, die zu einer erfolgreichen Sekundärprävention führte, in der Lage, an ihren Arbeitsplätzen zu verbleiben [3, 4]. Aufgrund der hohen Fluktuation auf der als Kontrolle genutzten Station konnte jedoch der Beweis nicht erbracht werden, daß die geschilderten Umstellungsmaßnahmen auch zu einer Primärprävention der Allergie gegenüber Latexallergenen aus Naturkautschuk führen.

Im folgenden werden einige der Methoden und Regularien beschrieben, die in Deutschland zur Aufklärung von Personal und Gesetzgeber über die Gefahren einer kontinuierlichen Anwendung von gepuderten Handschuhen aus Naturlatex eingesetzt wurden und werden. Ferner werden die infolge dieser Bemühungen eingetretenen Veränderungen bezüglich der Einkaufszahlen von Handschuhen in Akutkrankenhäusern und die Zahl der gemeldeten Verdachtsfälle von berufsbedingten Erkrankungen durch Naturlatex-Allergene bei Versicherten der BGW dargestellt [9].

Methoden

Aufklärung und Empfehlungen

Im Dezember 1995 traf sich im Berufsgenossenschaftlichen Forschungsinstitut für Arbeitmedizin (BGFA) in Bochum eine interdisziplinäre Gruppe, bestehend aus Angehörigen der Fachbereiche Dermatologie, Allergologie und Arbeitsmedizin von 7 deutschen Universitäten, um Empfehlungen zur Vorbeugung vor dem Auftreten einer Naturlatex-Allergie bei im Gesundheitswesen Beschäftigten und allergischen Patienten auszuarbeiten. Diese Vorschläge, die sich u.a. an Krankenhaus-Verwaltungen und Personal wandten, wurden in mehreren wissenschaftlichen Zeitschriften veröffentlicht [16] und auch in einer Sonderausgabe der BGFA-Info publiziert und fanden somit im gesamten deutschsprachigen Raum Verbreitung.

Der Punkt 2 enthielt folgende Empfehlungen:

2. Empfehlungen von Vorschriften über die Verwendung von Naturlatex-Produkten in Krankenhäusern, Pflegeeinrichtungen, Arzt- und Zahnarztpraxen:

2.1. Um allergische Reaktionen bei bereits latexsensibilisierten Patienten und Beschäftigten sowie neue Sensibilisierungen bei den vorgenannten Risikogruppen zu vermeiden, sind ausschließlich latexallergenarme, möglichst nicht gepuderte oder allergenfreie Handschuhe im Gesundheitsdienst zu verwenden. Es wird darüber hinaus die Meinung vertreten, daß gepuderte Latexhandschuhe vom Markt genommen werden müssen.

2.2. Praxisinhaber und Krankenhausträger müssen Voraussetzungen dafür schaffen, daß Patienten mit einer Naturlatexallergie risikolos untersucht und behandelt werden können. Dies gilt insbesondere für Notaufnahmen und operative Bereiche. Operative Eingriffe bei diesen Patienten müssen in naturlatexallergenfreien Operationseinheiten durchgeführt werden.

2.3. Entsprechend 2.1 und 2.2 sollte eine "Unfallverhütungsvorschrift", "Technische Regel für Gefahrstoffe – Naturlatex" oder eine andere rechtsverbindliche Vorschrift erlassen werden.

Im Dezember 1997 wurde entsprechend unseren Empfehlungen unter Mitarbeit des BGFA eine überarbeitete Version der Technischen Regel Gefahrstoffe (TRGS) 540 verabschiedet, danach besteht eine Austauschpflicht für gepuderte Naturlatex-Handschuhe gegen ungepuderte, allergenarme Naturlatexhandschuhe bzw. latexfreie Schutzhandschuhe. Wörtlich heißt es unter Punkt 3.1.(4) dieser Richtlinie: "Gepuderte Latexhandschuhe sind durch puderfreie, allergenarme Latexhandschuhe oder andere geeignete Handschuhe zu ersetzen". Damit besteht eine rechtsverbindliche Austauschpflicht, die durch die Aufnahme von Naturlatex in die Stoffliste 1998 nach § 4a GefStoffV nochmals bestätigt worden ist.

Besonders erwähnt werden sollen an dieser Stelle die Anstrengungen der Landesanstalt für Arbeitsschutz NRW und der staatlichen Gewerbeaufsicht,

die in den Jahren 1997 und 1998 vor allem in Nordrhein-Westfalen und Bay-
ern an die Krankenhausverwaltungen
Informationsmaterial und Fragebögen
zur Anwendung von gepuderten Naturlatex-Handschuhen unter gleichzeiti-
gem Hinweis auf die Entstehung von
Allergien im Bereich der Haut und
Atemwege durch die gepuderten Naturlatex-Handschuhe verschickten. 1996
wurde für die Berufsgenossenschaften
und Unfallversicherungsträger ein
Merkblatt zu Naturlatexallergien mit
dem nachdrücklichen Hinweis, gepuderte Handschuhe zu vermeiden, ent-
worfen und ab 1997 bundesweit verteilt
(Anhang C). Die größte Informationskampagne wurde von der Berufsgenossenschaft für Gesundheitsdienst und
Wohlfahrtspflege (BGW) durchgeführt. Alle Angestellten in Arzt- und
Zahnarztpraxen sowie alle privaten und
kirchlichen Krankenhäuser und statio-
näre Einrichtungen (fast 60% der Krankenhäuser mit ungefähr der Hälfte aller
in Krankenhäusern Beschäftigten) sind
über die BGW pflichtversichert. Die
Zahl der bei der BGW Versicherten lag
im Jahre 2000 bei 3.028.563 Personen.
In den Jahren 1997 und 1998 wurde ein
Informationspaket mit wissenschaftlichen und allgemeinen Informationen
zur Naturlatex-Allergie an alle versicherten Praxen und andere Betriebe
versandt. Des weiteren wurden 14 In-
formationsveranstaltungen auf regio-
naler Ebene organisiert, die dazu dienten, auf die Notwendigkeit von
vorbeugenden Maßnahmen hinzuwei-
sen, auf die durch eine Umstellung zu
ungepuderten Handschuhen entstehen-
den Kosten einzugehen und die
Schwierigkeiten zu minimieren, insbesondere operativ tätige Ärzte von der
Verpflichtung zur Handschuh-Umstel-

lung zu überzeugen [53]. Während
dieser Zeit war unsere erste, durch die
BGW finanziell geförderte Präventionsstudie beendet, und die Ergebnisse
wurden zuerst bei diesen Veranstaltun-
gen präsentiert [3, 4].

Handschuhverbrauch

Die Zahlen zum Handschuhverbrauch zwischen 1986 und 2002 wurden von der Gesellschaft für Phar-
ma-Informationssysteme mbH (GPI)
zur Verfügung gestellt. Die Zahlen repräsentieren die Einkaufsdaten aller
Akut-Krankenhäuser mit medizinischer Erstversorgung auf der Basis einer Hochrechnung von 280 untersuchten Akut-Krankenhäusern. Seit 1991
sind die Zahlen aus der ehemaligen
DDR eingeschlossen. Daten über
puderfreie Handschuhen waren erstmals 1992 verfügbar.

Verdachtsmeldungen auf Vorliegen einer Naturlatex-Allergie

Jeder Arzt und Zahnarzt ist gesetzlich
verpflichtet, Verdachtsfälle auf Vorliegen einer Berufskrankheit an die zu-
ständige Berufsgenossenschaft zu melden. Die Zahlen für entsprechende
Meldungen mit Verdacht auf Naturlatex-Allergie (sowohl Haut- als auch
Atemwegssymptome; BK der Nrn 5101
und 4301) waren von 1996 – 2002 verfügbar. Eine genaue Analyse der Daten
ermöglichte es, die Anzahl aller versicherten Personen und die Zahl der gemeldeten Verdachtsfälle bei allen in der
BGW versicherten Akutkrankenhäusern und anderen Bereichen des
Gesundheitswesens in Deutschland zu
ermitteln.

Statistische Analyse

Die Korrelation zwischen den Handschuh-Einkaufzahlen und den BK 4301 Neumeldungen wurde durch die Anwendung des Pearsonschen Korrelationskoeffizienten ermittelt. Der Vergleich der 4 Untergruppen mit insgesamt 70 Probanden erfolgte durch den Kruskall-Wallis-Test. Die statistischen Auswertungen erfolgten mittels des Statistik-Programmes SPSS für Windows (Version 10.0.7S, Deutsche Ausgabe).

Ergebnisse

Der stärkste Anstieg des Einkaufs gepuderter Naturlatex-Handschuhe wurde im Jahre 1990 registriert, als sich die Verkaufszahlen für unsterile Untersuchungshandschuhe von 166 Millionen im Jahr 1989 auf 364 Millionen mehr als verdoppelten. Ein zweiter starker Anstieg zeigte sich 1995, in diesem Jahr wurden 738 Millionen gepuderte Naturlatex-Handschuhe verkauft, dies waren 151 Millionen mehr als im Jahr zuvor. In den nachfolgenden Jahren stiegen die Verkaufszahlen für ungepuderte Handschuhe aus Naturlatex deut-

Tab. 21. Handschuheinkaufszahlen für Akutkrankenhäuser (GPI Krankenhausforschung). Ab 1992 inklusive der neuen Bundesländer.

Jahr	Alle unsterilen Untersuchungs-handschuhe (× 1000)	Unsterile Unter-suchungshand-schuhe aus Na-turlatex (× 1000)	% puderfreie Untersuchungs-handschuhe aus Natulatex	OP-Handschuhe aus Natur-latex (× 1000)	% puder-freie OP-Handschuhe aus Natur-latex
1986	161.358	60.449	nv	82.288	nv
1987	220.670	107.954	nv	86.062	nv
1988	255.674	127.947	nv	92.827	nv
1989	244.166	166.053	nv	84.921	nv
1990	524.987	364.951	nv	90.584	nv
1991	630.938	474.341	nv	107.107	nv
1992	649.029	488.894	1,0	119.116	nv
1993	727.713	553.783	1,8	116.770	6,8
1994	775.551	586.598	1,8	108.178	6,8
1995	902.682	664.985	3,1	133.190	7,9
1996	907.274	750.792	17,0	112.730	10,7
1997	942.344	773.551	32,6	107.894	14,9
1998	903.514	754.639	51,4	110.421	26,2
1999	1.030.991	869.789	74,4	113.813	46,8
2000	931.747	801.490	85,3	112.105	66,9
2001	1.034.234	893.384	85,1	115.788	83,4
2002	1.109.027	948.447	87,9	115.959	89,4

nv = nicht verfügbar

lich an, so daß 1998 erstmals mehr ungepuderte als gepuderte Handschuhe
verkauft wurden (Tab. 21).

1986 wurden lediglich 36% aller unsterilen Untersuchungshandschuhe aus
Naturlatex hergestellt. Der Prozentsatz
stieg auf 75% im Jahre 1992 und erreichte 89,4% im Jahre 2002. Als 1992
zum ersten Mal ungepuderte Naturlatex-Handschuhe erfaßt wurden, machten diese nur 1% des Marktanteils aus.
2002 betrug der Marktanteil 85,5% aller von Akutkrankenhäusern eingekauften unsterilen Untersuchungshandschuhe (Tab. 21, Abb. 45).

Die Zahl der benutzten sterilen chirurgischen Handschuhe nahm zwischen
1990 und 1992 hauptsächlich durch die
Wiedervereinigung mit der ehemaligen
DDR zu. 1997 setzte die Verringerung
des Verbrauchs von gepuderten Handschuhen ein, im Jahr 2000 wurden dann
erstmals mehr ungepuderte als gepu-

derte sterile Op-Handschuhe aus Naturlatex eingekauft (Tab. 21).

Abbildung 47 und Abbildung 48
zeigen die Gesamtanzahl der gemeldeten Verdachtsfälle auf Vorliegen einer
berufsbedingten Naturlatex-Allergie.
Nach einem Anstieg von 1996 – 1998
ist es bis zum Jahr 2002 zu einer kontinuierlichen Abnahme der Verdachtsfälle sowohl für Haut- als auch für Atemwegserkrankungen in allen bei der
BGW versicherten Bereichen des Gesundheitswesens gekommen. Die de-
taillierten Inzidenzraten von 1996 –
2000 für die einzelnen von der BGW
versicherten Bereiche des Gesundheitswesens können dem Kapitel "Inzidenz
und Prävalenz einer Sensibilisierung
bzw. Allergie gegen Naturlatex" entnommen werden.

Die Daten für die Akutkrankenhäuser
zeigen eine signifikante lineare Korrelation ($r = 0,99$, $p < 0,001$) zwischen
dem Kauf von gepuderten naturlatex-

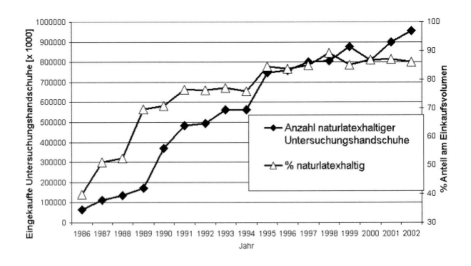

Abb. 45. Einkaufsdaten für unsterile Untersuchungshandschuhe in Akutkrankenhäusern mit
Darstellung des prozentualen Anteils naturlatexhaltiger Handschuhe.

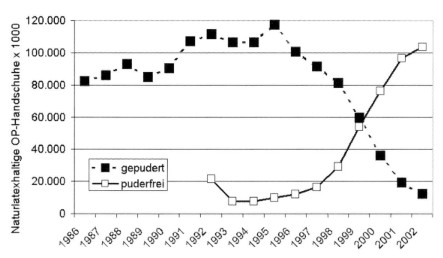

Abb. 46. Einkaufsdaten für sterile OP-Handschuhe aus Naturlatex in Akutkrankenhäusern.

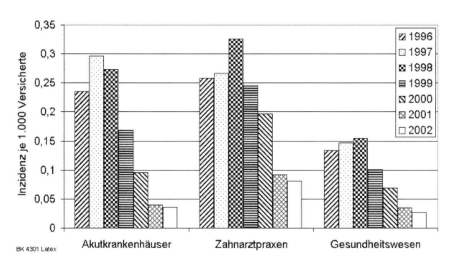

Abb. 47. Entwicklung der Inzidenz der BK 4301 Verdachtsfälle in verschiedenen Bereichen des Gesundheitswesens.

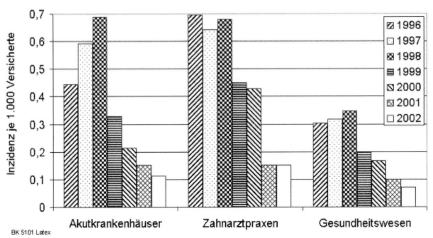

Abb. 48.   Inzidenz der Inzidenz der BK 5101 Verdachtsfälle in verschiedenen Bereichen des Gesundheitswesens.

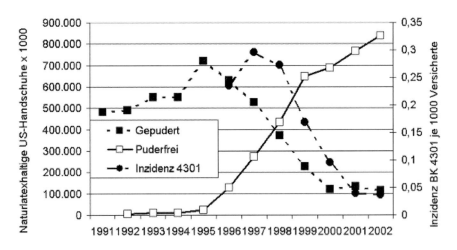

Abb. 49.   Einkaufsdaten für unsterile Untersuchungshandschuhe -differenziert in gepudert und ungepudert- aus Naturlatex und Inzidenz naturlatexbedingter BKen der Nr. 4301 je 1000 Versicherter in von der BGW versicherten Akutkrankenhäusern.

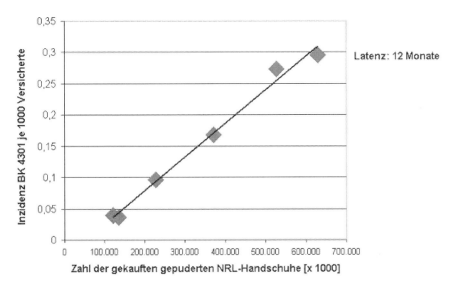

Abb. 50. Korrelation zwischen dem Kauf gepuderter Untersuchungshandschuhen aus Naturlatex und der Anzahl der BK 4301 Verdachtsfälle in Akutkrankenhäusern unter statistischer Berücksichtigung einer 1-jährigen Latenzzeit.

haltigen Untersuchungshandschuhen und der Anzahl der gemeldeten Verdachtsfälle berufsbedingten Asthma bronchiales mit einer zeitlichen Verzögerung von einem Jahr (Abb. 50). Die Zahl der aus Zahnarztpraxen gemeldeten Verdachtsfälle auf Allergien gegen Naturlatex (BK Nr. 4301 und 5101) verringerte sich nach 1998, blieb allerdings auf einem höherem Niveau stabil als die der Akutkrankenhäuser.

In den Akutkrankenhäusern ging das Inzidenzmaximum der BK 5101 Verdachtsfälle von 0,69 je 1000 Versicherten im Jahr 1998 auf 0,11 im Jahr 2002 zurück, dies bedeutet einen Rückgang um 83,6%, noch deutlicher ist die Verringerung der neuen Verdachtsmeldungen für die BK 4301. Das Maximum wurde im Jahr 1997 mit 0,30 je 1000 Beschäftigte erreicht, 2002 lag der Wert bei 0,036, dies entspricht einem Rück-

gang um 87,8%. In absoluten Zahlen bedeutet dies, daß im Jahr 1997 die Höchstzahl mit 112 Neumeldungen erreicht wurde und 2002 nur noch 14 neue Verdachtsfälle gemeldet wurden.

Für Beschäftigte in Zahnarztpraxen zeigte sich ebenfalls eine rückläufige Entwicklung der Inzidenz, jedoch blieben die Neumeldungen im Vergleich zum gesamten Gesundheitswesen und den Akut-Krankenhäusern auf einem höheren Niveau. Von 1996 bis 2002 verringerte sich die Inzidenz der BK 5101 Neumeldungen um 78%. Die BK 4301 Verdachtsfälle verringerten sich nach einem Maximum im Jahre 1998 bis 2002 um 75% (Abb. 47, 48).

Diskussion

Die Verkaufszahlen der gepuderten Naturlatex-Handschuhe, die in deutschen Akutkrankenhäusern in Operationssälen und zu Untersuchungszwekken eingesetzt werden, haben sich nach einem kontinuierlichen Anstieg bis 1996 stark rückläufig entwickelt, so daß im Jahr 2000 erstmals mehr puderfreie OP- und Untersuchungshandschuhe eingekauft wurden als gepuderte Produkte. Interessant war die Feststellung, daß es im Vergleich zu den gepuderten unsterilen Untersuchungshandschuhen aus Naturlatex 2 Jahre länger gedauert hat, den Prozentsatz gepuderter OP-Handschuhe aus Naturlatex unter den Anteil der eingekauften puderfreien sterilen Handschuhe zu verringern. Diese Beobachtung deckt sich mit unseren Erfahrungen aus der Praxis, daß es schwieriger ist, operativ tätige Kollegen zu überzeugen, ihre gewohnten gepuderten OP-Handschuhe aus Naturlatex gegen ungepuderte auszutauschen, als dies bei Fachgruppen der Fall ist, die vorwiegend Untersuchungshandschuhe benutzen. Diese Beobachtungen stimmen mit der Untersuchung von Liss und Tarlo [93] überein, die berichten, daß im größten Lehrkrankenhaus von Ontario 1995 puderfreie Naturlatex-Handschuhe mit niedrigem Proteingehalt anstelle von unsterilen gepuderten Handschuhen eingeführt wurden, während die sterilen gepuderten Handschuhe erst 2 Jahre später durch ungepuderte, proteinarme Naturlatex-Handschuhe ersetzt wurden.

Die Verwendung von Handschuhen aus Naturlatex mit Puder und einem hohen Allergen-Gehalt kann bei exponiertem Personal, aber auch bei häufig operierten Patienten Sensibilisierungen

und Allergien gegenüber Naturlatex-Allergenen auslösen. Die anerkannte Sekundär-Prävention für gegenüber Naturlatex sensibilisierten Personen, insbesondere im Gesundheitswesen, beinhaltet die Beendigung jeglicher Exposition zu Produkten aus Naturlatex, denn eine weitere Verwendung von latexhaltigen Produkten im privaten Bereich oder passive Exposition über Kollegen können zu einem Persistieren oder gar zu einer Verschlimmerung der Sensibilisierung und zu Gesundheitsstörungen führen. Der Beleg für die Wirksamkeit dieser Maßnahmen konnte durch die im vorangehenden Kapitel beschriebene Studie erbracht werden [3, 4]. Unsere Hypothese war weiterhin, daß durch den Gebrauch von puderfreien, proteinarmen Naturlatex-Handschuhen die Zahl der neuaufgetretenen Sensibilisierungen und der asthmatischen Symptome verringert und damit auch eine effektive Primärprävention erreicht werden kann.

Durch die nun vorliegenden Inzidenz- und Handschuheinkaufsdaten können wir eine positive signifikante Korrelation zwischen dem Gebrauch von gepuderten Naturlatex-Handschuhen und der Zahl der gemeldeten Verdachtsfälle auf Vorliegen einer Naturlatex-Allergie statistisch belegen. Die durchschnittliche Zeitspanne zwischen Arbeitsantritt, ersten Symptomen und ersten Atemwegsbeschwerden von 15 bzw. 27 Monaten bei Beschäftigten mit einer nachgewiesenen Allergie gegen Naturlatex erklärt die 24- bis 36-monatige Zeitverzögerung zwischen dem Höhepunkt der Handschuhverbrauchszahlen, der höchsten Zahl gemeldeter Fälle und dem anschließenden Rückgang der neuen Verdachtsfälle und der Einkaufszahlen gepuderten Untersuchungshandschuhen. Die uns vorliegenden Handschuh-Zahlen repräsentieren allerdings nur die Akutkrankenhäuser, während die Angaben aus ärztlichen Praxen nicht bekannt sind. Haamann konnte zeigen, daß in Zahnarztpraxen der Anteil gepuderter Untersuchungshandschuhe sowie der steriler Naturlatex-Handschuhe bei 43% bzw. 49% geblieben ist [53]. In Übereinstimmung mit diesen Ergebnissen konnten wir feststellen, daß die Zahl der BK-Meldungen, z.B. für Beschäftigte in Zahnarztpraxen (siehe Kapitel "Inzidenz und Prävalenz einer Sensibilisierung bzw. Allergie gegen Naturlatex"), nicht im selben Maße abgenommen hat wie in den Akutkrankenhäusern.

1998 wurden erstmals Ergebnisse aus Kanada publiziert, die darauf hindeuteten, daß durch eine Reduzierung von gepuderten Handschuhen im Krankenhaus eine Verringerung der Inzidenz des Neuauftretens von Sensibilisierungen gegenüber Naturlatex-Allergenen erreicht werden kann. Es kam in puderfreien Krankenhausbereichen zu keinen Hautreaktionen unter den dort Tätigen, während dort, wo weiterhin mit gepuderten Naturlatex-Handschuhen gearbeitet wurde, 2 neue Fälle mit positivem Haut-Pricktest dokumentiert werden konnten [126, 127]

Der Anstieg der gemeldeten Verdachtsfälle von 1996 – 1998 ist möglicherweise nicht nur durch eine vermehrte Anzahl von Neuerkrankungen hervorgerufen, sondern auch Folge der Informationskampagnen, die 1997 und 1998 alle Mitgliedsbetriebe der BGW erfaßten. Vor dieser Zeit waren die Kenntnisse über Naturlatex-Allergien hauptsächlich auf allergologisch ausgerichtete Spezialisten beschränkt. Durch die flächendeckende Information stieg

die Wahrscheinlichkeit, daß auch Allgemeinmediziner, Chirurgen und andere Ärzte sowie Zahnärzte eine Naturlatex-Allergie diagnostizierten und berufsbedingte Verdachtsfälle meldeten. Wir gehen deshalb davon aus, daß die stetige Abnahme der gemeldeten Verdachtsfälle von 1998 – 2002 der tatsächlichen Verringerung des Neuauftretens von Allergien gegen Naturlatex unter den von der BGW versicherten Beschäftigten im Gesundheitswesen entspricht.

Tarlo und Liss [93, 131] berichteten ebenfalls, daß trotz der zunehmenden Aufmerksamkeit und des besseren Kenntnisstandes über Naturlatex-Allergien durch die Einführung von Handschuhen mit verringertem Puderund/oder Proteingehalt eine Reduzierung der durch Naturlatex ausgelösten Fälle von berufsbedingtem Asthma bronchiale im Gesundheitswesen von Ontario, Kanada beobachtet wurde.

Wir konnten im Kapitel "Untersuchungen an Beschäftigten aus dem Gesundheitswesen mit dem Verdacht auf eine Naturlatex-Allergie und Atemwegsbeschwerden" darlegen, daß sich die Zeitspanne vom Arbeitsbeginn bis zum Auftreten erster Symptome der Naturlatex-Allergie bei den Probanden, die zwischen 1975 und 1993 ihre Arbeit im Gesundheitswesen aufgenommen hatten, signifikant verringerte. Aus diesen Ergebnissen läßt sich schließen, daß ein Zusammenhang zwischen dem gesteigerten Handschuhverbrauch und der Zeit, die bis zur Entwicklung einer Naturlatex-Allergie benötigt wird, bestehen könnte. Dieses gilt sowohl für allergische Hautreaktionen als auch für Atemwegsbeschwerden wie Rhinitis und Asthma. Es war uns jedoch nicht möglich, die tatsächliche Höhe der Exposition für jeden einzelnen Betroffenen zu ermitteln. Aus diesem Grund kann auch keine Dosis-Wirkungskurve aufgestellt werden.

Bislang haben nur Untersuchungen in einzelnen Krankenhäusern oder Medizin- bzw. Zahnmedizinstudiengängen gezeigt, daß die Empfehlungen zur Verwendung ungepuderter allergenarmer Handschuhe [16, 120, 144] eine erfolgreiche Primärprävention der Allergie und Sensibilisierung gegenüber Naturlatexallergenen bewirken können [89, 113, 131].

Unsere Daten, die nahezu die Hälfte aller Krankenhaus-Mitarbeiter und sämtliche Beschäftigte in Arzt- und Zahnarztpraxen in Deutschland in Bezug auf gemeldete Verdachtsfälle eines berufsbedingten Asthma bronchiale und/oder von Hauterkrankungen durch Naturlatex einschließen, zeigten eine eindeutige Verminderung der Verdachtsmeldungen seit 1997/98. Die Diskrepanz im Rückgang der neuen Verdachtsfälle zwischen den verschiedenen Bereichen im Gesundheitswesen ist auf die unterschiedliche Umsetzung der Präventionsempfehlungen und Richtlinien zurückzuführen, dies zeigen auch die von Haamann vorgestellten Daten zum Einsatz gepuderter Naturlatex-Handschuhe im Zahnarztbereich verglichen mit den hier vorgelegten Einkaufszahlen in Akutkrankenhäusern [53]. Dies wird am konkreten Beispiel am deutlichsten. Eine Versicherte, die hier zur Begutachtung vorgestellt wurde, begann ihre Ausbildung zur Zahnarzthelferin im August 1998. In der Praxis wurden trotz der Informationskampagne der BGW und trotz der TRGS 540: "Gepuderte Latexhand-

schuhe sind durch puderfreie, allergenarme Latexhandschuhe oder andere geeignete Handschuhe zu ersetzen", gepuderte Naturlatex-Handschuhe mit hoher Allergenkonzentration eingesetzt (u.a. Unigloves Malaysia). Im Mai 2000 traten am Arbeitsplatz erstmals heuschnupfenartige Symptome auf, während sie außerberuflich völlig beschwerdefrei war. Für die Versicherte entwickelte sich als Konsequenz der Nichtbefolgung der TRGS 540 durch den Arbeitgeber eine Allergie gegen Naturlatex mit obstruktiver Ventilationsstörung. Sie wurde arbeitslos, da derselbe Unternehmer, der durch Fahrlässigkeit die Erkrankung dieser 20-jährigen Versicherten verursachte, ihre Übernahme nach der Abschlußprüfung zur Zahnarzthelferin verweigerte.

Unsere Resultate weisen darauf hin, daß Präventionsmaßnahmen zur Vermeidung einer berufsbedingten Naturlatex-Allergie, insbesondere die komplette Umstellung von gepuderten auf puderfreie Handschuhe aus Naturlatex mit niedrigem Proteingehalt und die Verwendung von latexfreien Materialien durch sensibilisierte Probanden, nicht nur für eine erfolgreiche Sekundärprävention sorgen, so daß sensibilisierte Patienten am Arbeitsplatz verbleiben können. Die vorgeschlagenen Maßnahmen führten auch zu einer verringerten Zahl an Neuerkrankungen einer Latexallergie bei im Gesundheitswesen Beschäftigten. Es zeigt sich somit, daß eine erfolgreiche Primärprävention erreicht werden kann, wenn die oben beschriebenen, einfachen, in der Praxis durchführbaren Maßnahmen richtig umgesetzt und konsequent angewendet werden.

Zusammenfassung der Diskussion und Ausblick

In der vorliegenden Arbeit konnte nachgewiesen werden, daß sich die Latenzzeit bis zur Entwicklung einer Sensibilisierung gegen Naturkautschuk bei Beschäftigten im Bereich des Gesundheitswesens seit Mitte der 80er Jahre deutlich verkürzt hat.

Die Ursache dieses Phänomens wurde in dieser Arbeit beschrieben. Ein Grund liegt in der vermehrten Verwendung gepuderter Handschuhe aus Naturlatex. Im Rahmen des Herstellungsprozesses der Handschuhe wird der aus Maisstärke bestehende Puder aufgebracht, um ein Verkleben der Handschuhflächen nach dem Abstreifen von der Porzellanform zu verhindern. Der Puder nimmt durch den Handschuhkontakt Naturlatex-Allergene auf. Wie die rasterelektronenmikroskopischen Aufnahmen deutlich zeigen, bieten die Außenflächen der Handschuhe aufgrund ihrer Unebenheit durch den direkten Kontakt mehr Haftung für den Puder. Quantitative Untersuchungen haben aber ergeben, daß die für die Raumluft-Kontamination verantwortliche Pudermenge innen 3- bis 4-mal höher ist, als auf der Außenseite. Zudem konnte durch die Aufnahmen bestätigt werden, daß der durchschnittliche Durchmesser des Maisstärke-Puders bei ungefähr 10 μm liegt. Dies ist ein Durchmesser, der alveolengängig ist und somit eine Inhalation des Puders bis in die unteren Atemwege ermöglicht.

Der Puder aus Maisstärke ohne Kontakt zu Naturlatex hat in den 115 arbeitsplatzbezogenen Expositionstestungen, die in dieser Arbeit beschrieben werden, niemals zu allergischen Reaktionen der oberen oder unteren Atemwege geführt, auch im Rahmen weiterer, hier nicht dargestellter Testungen ist es zu solchen Reaktionen nicht gekommen. Die rhinitischen Symptome und obstruktiven Reaktionen der Atemwege, die sich im Laufe der Testungen mit gepuderten Handschuhen aus Naturlatex entwickelten, waren stets auf eine klinisch relevante Sensibilisierung gegenüber Naturlatex zurückzuführen.

Die im Rahmen der Handschuh-Trageversuche gewonnenen Ergebnisse bestätigten die allergologische Erkenntnis, daß eine klinische Sensibilisierung immer zur Allergenkarenz führen sollte. Selbst ungepuderte, innenbeschichtete Handschuhe aus Naturlatex mit einem geringen Allergengehalt können allergische Symptome auslösen. Besonders wichtig war die Erkenntnis, daß abhängig von der Zusammensetzung sogenannter Hautschutzcremes ein protektiver oder Allergie-verstärkender Effekt ausgehen kann.

Die Hypothese, daß sich durch den Verzicht auf gepuderte Handschuhe aus Naturlatex wissenschaftlich begründete, praktisch umsetzbare Strategien zur Primär- und Sekundärprävention durchführen lassen, ergab sich, wie in dieser Arbeit diskutiert, aus den in Untersuchungen über Produkte aus Naturlatex gewonnenen Erkenntnisse, dem Nachweis von Naturlatexallergenen in der Raumluft und der Sensibilisierung von Beschäftigten ausschließlich in den Bereichen des Gesundheitswesens, in denen gepuderte Handschuhe aus Naturlatex eingesetzt wurden sowie den klinischen Erfahrungen bei der arbeitsplatzbezogenen Expositionstestung. Die Sekundärprävention für bereits Sensibilisierte wird dadurch ergänzt, daß diese Personengruppe eine inhalative Exposition und Hautkontakt zu naturlatexhaltigen Produkten unbedingt vermeiden muß.

Nach 3 Versuchen, diese Umstellungen in anderen Krankenhäusern im Rahmen einer Feldstudie umzusetzen, waren es die Schwestern des St.-Franziskus-Hospitales in Münster, die sich bereit erklärten, eine Präventionsstudie in ihrem Haus durchführen zu lassen.

Im Rahmen dieser Studie konnte folgendes nachgewiesen werden:

– Innerhalb von 24 Stunden nach Umstellung von gepuderten auf ungepuderte Naturlatex-Handschuhe fiel die Konzentration von Naturlatex in der Raumluft unter die Nachweisgrenze.
– Die beiden Beschäftigten mit einer obstruktiven Ventilationsstörung, die durch eine Sensibilisierung gegenüber Naturlatex ausgelöst wurde, konnten anschließend ihre Tätigkeit ohne anti-obstruktive Medikation fortsetzen.
– Die Konzentration der spezifischen IgE-Antikörper gegen Naturlatex im Serum ging innerhalb von 12 Monaten bei 6 von 7 sensibilisierten Probanden signifikant zurück.

Damit war erstmals empirisch der Beweis erbracht, daß die von unserer Arbeitsgruppe bereits 1996 publizierten Empfehlungen, die in die im Januar 1998 verabschiedeten überarbeiteten Technischen Regeln Gefahrstoffe 540 übernommen wurden: "Gepuderte Latexhandschuhe sind durch puderfreie, allergenarme Latexhandschuhe oder andere geeignete Handschuhe zu ersetzen", eine erfolgreiche Sekundärprävention ermöglichen.

Die Aufklärungskampagne der BGW in den Jahren 1997 und 1998, an der wir beteiligt waren und die sich auch auf die Ergebnisse der im Rahmen der Münsteraner Studie gewonnenen Erkenntnisse stützte, führte dazu, daß die Kenntnis um die Gefahr, die von gepuderten Handschuhen aus Naturlatex für Beschäftigte ausgeht, in ganz Deutschland verbreitet wurde. Zusätzlich gab es auch in vielen Bundesländern Anstrengungen der für den medizinischen Arbeitsschutz zuständigen Stellen, den Verzicht auf gepuderte Handschuhe zu propagieren.

In der abschließend dargestellten Untersuchung konnte die erfolgreiche Primärprävention der Naturlatex-Allergie im Gesundheitswesen für den Bereich der Berufsgenossenschaft für Gesundheitsdienst und Wohlfahrtspflege belegt werden.

In den Akutkrankenhäusern ging das Inzidenzmaximum der BK 5101 Verdachtsfälle von 0,69 je 1000 Versicherten im Jahr 1998 auf 0,11 im Jahr 2002 zurück, dies bedeutet einen Rückgang um 83,6%. Noch deutlicher ist die Verringerung der Verdachtsmeldungen für die BK 4301. Das Maximum wurde im

Jahr 1997 mit 0,30 je 1000 Beschäftigte erreicht, 2002 lag der Wert bei 0,036, dies entspricht einem Rückgang um 87,8%. Eine Korrelation mit dem Einkauf gepuderter Handschuhe aus Naturlatex konnte statistisch gesichert werden.

Während Krankenhäuser und andere größere Betriebe durch den Präventionsdienst der BGW, die Gewerbeaufsicht und die innerbetrieblichen Mitbestimmungsgremien effektiv dazu angehalten werden können, Arbeitsschutzmaßnahmen umzusetzen, ist dies in Kleinbetrieben, wie am Beispiel der Zahnarztpraxen gezeigt werden konnte, schwieriger. Einer Umfrage der BGW zufolge werden von niedergelassenen Zahnärzten immer noch gepuderte OP- und Untersuchungshandschuhe in erheblichem Umfang eingesetzt. Es gilt, auch die Praxisinhaber davon zu überzeugen, die geltenden Vorschriften umzusetzen.

Ausblick

Seit Abschluß der hier vorgelegten Untersuchungen haben wir im Rahmen der Expositionstestungen einen neuen Ansatz erprobt, um bei unseren Probandinnen auf einen der psychologischen Aspekte der durch Naturlatex am Arbeitsplatz ausgelösten asthmatischen Beschwerden einzugehen. Es liegen Berichte vor, nach denen Beschäftigte mit einer Allergie gegen Naturlatex weiterhin über Atemnot am Arbeitsplatz klagen, obwohl nachweislich keine gepuderten Naturlatex-Handschuhe mehr verwendet werden. Es ist eine bekannte Erfahrung, daß auch psychologische Faktoren zur Auslösung einer

bronchialen Obstruktion führen können. Oft haben Betroffene Angst, an den Arbeitsplatz zurückzukehren, weil sie schon beim Betreten einen erneuten Asthmaanfall fürchten. Um zu vermitteln, daß ungepuderte Handschuhe aus Naturlatex weder eine obstruktive Ventilationsstörung noch eine Rhinopathie auslösen können, exponieren wir unsere Probanden nach der initialen Kontrollexposition mit Maisstärke anschließend für 30 Minuten mit 10 Paar ungepuderten Naturlatex-Handschuhen. Ein Hautkontakt wird durch das Tragen von Vinyl-Handschuhen vermieden, und so kann den Versicherten überzeugend vermittelt werden, daß für sie durch die Benutzung ungepuderter Handschuhe aus Naturlatex in ihrem beruflichen Umfeld kein Risiko besteht, einen Asthmaanfall zu erleiden.

Fazit

Erfolgreiche Maßnahmen zur Primär- und Sekundärprävention der Naturlatex-Allergie stehen zur Verfügung und haben zu einem deutlichen Rückgang von Neuerkrankungen geführt. Ihre Anwendung muß in allen Bereichen des Gesundheitswesens umgesetzt werden. Der Verzicht auf die Verwendung gepuderter Handschuhe aus Naturlatex am Arbeitsplatz ermöglicht es gegenüber Naturlatex sensibilisierten und allergischen Beschäftigten im Gesundheitswesen, ihren Beruf weiter auszuüben und verhindert das Auftreten von klinisch relevanten Sensibilisierungen an Haut und Atemwegen bei nicht-sensibilisierten Personen.

q. e. d.

Anhänge

Anhang A. Anamnesefragebogen für Patienten mit Atembeschwerden und Allergien unter besonderer Berücksichtigung beruflicher Einflüssse.

Anamnesefragebogen
Für Patienten mit Atembeschwerden und Allergien unter Berücksichtigung beruflicher Einflüsse

---

1. Name: _____ Datum: _____

Vorname: _____ Adresse: _____

Geburtsdatum: _____ _____

Telefon: _____ _____

Bei () bitte zutreffendes ankreuzen

2. Schulabschluss
() Hauptschule, wann? _____
() Mittlere Reife, wann? _____
() Gymnasium, wann? _____
() Hochschule, wann? _____
() _____

3. Rauchen Sie?

() Nein, noch nie
() Nur früher, von _____ bis _____ , _____ Zigaretten pro Tag
() Ja, ich rauche   Zigaretten pro Tag seit _____
                     Zigarren pro Tag seit _____
                     Pfeifen pro Tag seit _____
                     Zigarillos pro Tag seit _____

4. Trinken Sie alkoholische Getränke?

() Nein, noch nie
() Nur früher, von _____ bis
()Ja, ich trinke Bier _____ Flaschen pro Tag
Ja, ich trinke   Bier   Flaschen pro Tag
                  Wein _____ Gläser (0,25 l) pro Tag
                  Schnaps _____ Gläser (0,02 l) pro Tag

5. Wurde eine Allergietestung bei Ihnen durchgeführt?

() Nein
() Ja; wann? _____

    In welcher Klinik/Praxis: _____

    Mit welchem Ergebnis: _____

6. Wurde eine Hyposensibilisierung (Desensibilisierung) bei Ihnen durchgeführt?

() Nein
()Ja, von ——————bis ————— Womit?————————————

    Hierdurch kam es zu
    () einer Besserung der Beschwerden
    () einer Verschlechterung der Beschwerden
    () keiner Änderung der Beschwerden

7. Welche Medikamente nahmen bzw. nehmen Sie zur Zeit ein?

() Keine

	Früher von - bis	Früher wie viel, wie oft	zur Zeit wie viel, wie oft	Medikament
() Spraypräparate	_____	_____	_____	_____
() Tabletten	_____	_____	_____	_____
() Cortison	_____	_____	_____	_____
() Nasenspray	_____	_____	_____	_____
() Antihistaminika	_____	_____	_____	_____
() Hautcremes	_____	_____	_____	_____
() Inhalationen	_____	_____	_____	_____
() Sonstige	_____	_____	_____	_____

8. Berufsausbildung

Lehre/Ausbildung als _____ von _____ bis _____

Gesellenprüfung (Beruf) als _____ Abschluss am _____

Meisterprüfung als _____ Abschluss am

9. Ausgeübte Tätigkeiten

Dauer der Beschäftigung von - bis	Beruf	Firma	Art der Tätigkeit	Belastungen durch Arbeitsstoffe (Stäube, Rauch, Lösungsmittel etc)
_____	_____	_____	_____	
_____	_____	_____	_____	_____
_____	_____	_____	_____	_____
_____	_____	_____	_____	_____
_____	_____	_____	_____	_____

Genaue Schilderung der Tätigkeiten, die für eine Gesundheitsstörung verantwortlich gemacht werden:

_____

_____

_____

Wie war der Arbeitsplatz beschaffen?

_____

_____

_____

Wie groß war die Werkhalle?   Länge: _____   Breite _____   Höhe: _____

Waren Luftabsauganlagen installiert?   () Ja, ausreichend (wo? _____)
() Ja, unzureichend (wo? _____)
() Nein

Wurde Schutzkleidung getragen?   () Ja (welche? _____)
() Nein

Wurden Handschuhe getragen?   () Ja, immer (welche? _____)
() Gelegentlich (welche? _____)
() Nein

Wurden Atemschutzmasken getragen?   () Ja, immer (welche? _____)
() Gelegentlich (welche? _____)
() Nein

10. Erfolgten an Ihrem Arbeitsplatz / in Ihrem Betrieb (welchem
Betrieb _____ **) Luftüberwachungsuntersuchungen?**

() Nein
() Ja, wann? _____ mit welchem Ergebnis? _____

11. Wurden bei Ihnen arbeitsmedizinische Vorsorgeuntersuchungen

   durchgeführt?

() Nein
() Ja, wann zuletzt? _____ Wo? _____ Ergebnis? _____

12. Haben Sie Ihre Tätigkeit wegen arbeitsplatzbezogener/-bedingter
Beschwerden eingestellt () oder wurden Sie innerbetrieblich umgesetzt ()?

() Nein
() Ja (wann?) _____
      Wie sind seither Ihre Beschwerden?   () unverändert
                                              () nicht mehr vorhanden
                                              () etwas besser
                                              () verstärkt

13. Wie hoch ist Ihre effektive wöchentl. Arbeitszeit? _____

14. Waren oder sind Sie im Schichtdienst tätig?

() Nein, feste Arbeitszeiten von _____ bis _____

 () Ja   von- bis (Jahr)   Wechselschicht   Wechselschicht Dauernachtschicht
                            ohne Nachtschicht mit Nachtschicht

      _____   ()   ()   ()
      _____   ()   ()   ()
      _____   ()   ()   ()

15. Befanden oder befinden Sie sich in ärztlicher Behandlung?

() Nein

() Ja

                                        Arzt/Krankenhaus   Aus welchem
Grund?
() ambulant von _____ bis _____ _____ _____
            von _____ bis _____ _____ _____
            von _____ bis _____ _____ _____

() stationär von _____ bis _____ _____ _____
            von _____ bis _____ _____ _____
            von _____ bis _____ _____ _____

16. Bestand oder besteht Arbeitsunfähigkeit?

() Nein
() Ja   von – bis   Diagnose

_____   _____
_____   _____
_____   _____
_____   _____
_____   _____

17. Welche Belastungen sind Ihnen nicht mehr möglich?

() langsames Treppensteigen, leichte Arbeit im Sitzen, Gehen und Stehen
() gewöhnliches Treppensteigen
() schnelles Treppensteigen
() Garten umgraben
() Dauerlauf, schwere Arbeit
() schnelles Laufen, sehr schwere Arbeit

18. Ab wie vielen Stockwerken fällt Ihnen das Treppensteigen schwer?

() ab einem
() ab zwei
() ab drei
() ab vier und mehr

19. Befindet sich an Ihrem Arbeitsplatz ( ) oder in Ihrer Wohnung ( )

() eine Klimaanlage
() ein Luftbefeuchter?
() weder Klimaanlage noch Luftbefeuchter

20. Bestehen oder bestanden bei Ihnen folgende Beschwerden / Krankheiten?

	von – bis (Jahr)	Wodurch ausgelöst?	
		Berufsbezogene Stoffe, Tätigkeit	Andere Stoffe, welche
() Chronische Bronchitis			
() Asthma, Atemnotanfälle, Atembeklemmungen			
() Hustenreiz			
() Auswurf			
() viel			
() mäßig			
() gelb			
() weiß			
() zäh			
() blutig			
() Fließschnupfen			
() Kieferhöhlen, Stirnhöhlenentzündungen			
() Heuschnupfen			
() Augenbindehautentzündungen, Rötung, Tränen oder Jucken der Augen			
() Nesselsuchtr, Hautquaddeln			
() Ekzeme, Neurodermitis			
() Lungenentzündung			
() Tuberkulose			
() Fieberschübe bei/nach der Arbeit			
() Milchschorf, Säuglingsekzem			
() Schwellungen von Lippen, Rachen, Kehlkopf			
() Durchfall, chronische Magen-Darmbeschwerden			
() Migräne			
() Neigung zu Grippe, Erkältungskrankheiten			
() Sonstige Krankheiten bitte angeben:			

21. Treten oder traten bei Ihnen die oben genannten Beschwerden überwiegend oder ausschließlich bei bestimmten Gelegenheiten auf?

() Nein
() Ja, und zwar bei
      Ausübung folgender Hobbies   _____
      Am Arbeitsplatz (wodurch ausgelöst?) _____
      Sonstige Gelegenheiten / Situationen _____

22. An welchen Wochentagen treten oder traten die genannten Beschwerden auf?

() Unverändert an allen Wochentagen

	Überwiegend	ausschließlich
Mo	()	()
Di	()	()
Mi	()	()
Do	()	()
Fr	()	()
Sa	()	()
So	()	()

23. Sind die genannten Beschwerden im Urlaub

() unverändert
() etwas besser
() nicht vorhanden
() verstärkt?

24. In welcher Jahreszeit treten oder traten Ihre Beschwerden auf?

() Kein jahreszeitlicher Bezug, das ganze Jahr über auftretend
() Unregelmäßig während des ganzen Jahres
() Ganz überwiegend oder ausschließlich () in den
      Frühjahrsmonaten _____
      Sommermonaten _____
      Herbstmonaten _____
      Wintermonaten _____

25. Zu welcher Tageszeit haben Sie Beschwerden?

() Die Beschwerden sind ständig vorhanden
() Die Beschwerden treten unregelmäßig zu jeder Tageszeit auf

	Uhrzeit	überwiegend	ausschließlich
() Morgens	_____	()	()
() Mittags	_____	()	()
() Nachmittags	_____	()	()
() Abends / Nachts	_____	()	()

26. Haben Sie Beschwerden in folgendem Zusammenhang beobachtet:

( ) Kontakt mit Hausstaub, beim Bettenmachen, Staubsaugen, Abstauben
( ) Kontakt mit Desinfektionsmittel, Deospray etc.
( ) Einatmen von Bratendunst
( ) Nebel, Kälte
( ) Tabakrauch
( ) Körperliche Belastung (Art der Belastung?) _____
( ) Andere Stäube, Autoabgase etc. (Welche?) _____
( ) Nein, keine Beschwerden bei solchen Kontakten

27. Sind Sie jemals operiert worden?

() Nein
() Ja   Art der Operation   wann

        _____   _____
        _____   _____
        _____   _____

        Traten bei diesen Operationen Unverträglichkeitsreaktionen auf?
        () Nein
        () Ja, und zwar folgende: _____

28. Haben bzw. hatten Sie folgende Tiere?

	Wo? (z.B. in Ihrer Wohnung, am Arbeits- platz)	von - bis
( ) Hund	_____	_____
( ) Katze	_____	_____
( ) Pferd	_____	_____
( ) Rind	_____	_____
( ) Schwein	_____	_____
( ) Meerschweinchen	_____	_____
( ) Kaninchen	_____	_____
( )Taube	_____	_____
( ) Ziervogel (welche?)	_____	_____
() Sonstige Tiere (welche?)	_____	_____

29. Welche dieser Tiere lösen bei Ihnen Beschwerden aus?

() keine
() folgende: _____

30. Besteht eine Allergie auf Gummiartikel (z.B. Handschuhe, Luftballone)

() Nein
() Ja, folgende Beschwerden werden dadurch ausgelöst: _____

31. Haben Sie eine Allergie auf Medikamente oder medizinische Untersuchungsmaterialien?

() Nein
() Ja, gegen
    () Penicillin
    () Schmerzmittel
    () Grippematerial
    () Kontrastmittel
    () medizinische Pflaster
    () andere Medikamente / Materialien: _____

32. Lösen Nahrungsmittel Beschwerden bei Ihnen aus? (z.B. Hautausschlag, Durchfall, Kloßsprache, Atemnot)

() Nein, keine Beschwerden
() Es besteht eine Abneigung gegen folgende Nahrungsmittel, ohne dass

Beschwerden ausgelöst werden: _____

() Folgende Beschwerden werden
durch Nahrungsmittel ausgelöst: wodurch:

_____   _____

_____   _____

_____   _____

_____   _____

_____   _____

_____   _____

33. Meiden Sie bestimmte Stoffe, auf die Sie allergisch sind?

() Nein
() Ja, ich meide (z.B. Federbetten, Haustiere, Berufsstoffe, Hobbystoffe):

_____ seit _____
_____ seit _____
_____ seit _____
_____ seit _____

34. Leiden Arbeitskollegen an den gleichen oder ähnlichen Beschwerden wie Sie?

() Nein
() Ja, wie viele? _____ Von wie vielen Kontaktpersonen? _____

35. Haben Sie beobachtet, dass seelische Belastungen, beruflicher Stress und Konfliktsituationen Ihre Beschwerden auslösen oder verschlimmern?

() Nein
() Ja, welche Situationen? _____

36. Wurde bereits eine psychotherapeutische Behandlung bei Ihnen durchgeführt oder haben Sie das autogene Training erlernt?

() Nein
() Ja, welche? _____
        () Mit deutlichem Erfolg
        () Ohne wesentlichen Erfolg

37. Weitere wichtige Angaben

_____

_____

_____

_____

_____

_____

_____

_____

Anhang B.   Spezieller Fragebogen für Beschäftigte mit beruflichem Kontakt zu Naturlatex.

Untersuchung zu Latexallergien

Sehr geehrte(r) Beschäftigte(r),

in Ihrem Arbeitsbereich wurden Latexallergien beobachtet. Mit diesem Fragebogen wollen wir herausfinden, ob weitere Personen betroffen sind. Ihre Angaben werden streng vertraulich behandelt und anonymisiert ausgewertet, um festzustellen, welche Vorsorgemaßnahmen zu treffen sind.

Sollte Ihr Fragebogen auf eine mögliche Latexallergie hinweisen, so schreiben wir Sie gesondert an, damit Sie Ihren Arzt konsultieren können.

Herzlichen Dank für Ihre Teilnahme.

Name: _____   Adresse (privat)/ Telefon:

Vorname: _____   _____

Geschlecht: _____   _____

Geb.-Datum: _____   Geb.-Ort: _____

Ich bin beschäftigt bei: [ ] Vollzeit   [ ] Teilzeit

---

als: _____

seit: _____(Monat/Jahr)

Anzahl d. Berufsjahre insgesamt: _____

Dauer der Ausbildungszeit: _____

Ich war früher tätig in/bei: _____

von: _____ bis _____

Ich bin ausgebildet als   [ ]   Krankenschwester/-Pfleger
                            . [ ]   Arzthelferin, Zahnarzthelferin
                              [ ]   MTA
                              [ ]   Arzt

Ich bin tätig im   [ ]   Reinigungsdienst
                              [ ]   OP-Sterilisation
                              [ ]   Sonstige: _____

Mein derzeitiger Tätigkeitsbereich ist:
                              [ ]   Innere Männer
                              [ ]   Innere Frauen
                              [ ]   Urologie
                              [ ]   Gynäkologie
                              [ ]   OP-Bereich
                              [ ]   Sterilisation
                              [ ]   Sonstige _____
                                    (z.B. Fachrichtung: Internist, Zahnarzt, Arzthelferin)

Ich bin tätig in diesem Bereich seit   _____   (Monat/Jahr)

Vorher war ich tätig im Bereich   _____   von _____ bis_____

Seit wann benutzen Sie Gummihandschuhe am Arbeitsplatz?
seit   _____

[ ]   ich benutze derzeitig keine
[ ]   früher benutzt, von   _____   bis _____

Haben Sie bereits in der Ausbildungszeit Handschuhe getragen?

[ ]   ja, regelmäßig
[ ]   ja, gelegentlich
[ ]   nein

Wieviele Stunden pro Tag tragen Sie **derzeit** Handschuhe?

[ ]   weniger als 1 Stunde
[ ]   1 - 4 Stunden
[ ]   mehr als 4 Stunden

Pro Tag benutzen Sie etwa wieviele Paar Gummihandschuhe?

[ ]   keine
[ ]   1 - 3 Paar
[ ]   4 - 6 Paar
[ ]   7 - 10 Paar
[ ]   mehr als 10 Paar, ungefähr _____ Paar

Tragen Sie die Handschuhe durchgehend über längere Zeit oder wechseln Sie häufig?

[ ]   durchgehend / lange Tragezeit
[ ]   häufiger Wechsel

Welche Handschuhmarke(n) benutzen Sie? _____
_____

Welche anderen Handschuhmarken werden in Ihrem Bereich noch verwendet?
_____

Wo sind in Ihrem Arbeitsbereich offene Handschuhpackungen deponiert?
_____

Waschen Sie sich nach dem Benutzen der Handschuhe die Hände?

[ ]   nie
[ ]   selten
[ ]   meist
[ ]   immer

Wie oft cremen Sie Ihre Hände ein?

[ ]   weniger als 1x pro Woche
[ ]   1 - 5x pro Woche
[ ]   1 - 5x täglich
[ ]   5 - 20x täglich
[ ]   mehr als 20x täglich

Haben Sie je beim Umgang mit Latexhandschuhen Beschwerden gehabt?

[ ]   nein

[ ]   ja, und zwar die folgenden Beschwerden:

seit: Monat/Jahr

[ ]   Hautjucken   _____
[ ]   Hautrötungen   _____
[ ]   Quaddeln in der Haut   _____
[ ]   Niesen   _____
[ ]   Naselaufen   _____
[ ]   Nasenverstopfung   _____
[ ]   Augentränen   _____
[ ]   Augenjucken   _____
[ ]   Husten   _____
[ ]   Pfeifgeräusch beim Atmen   _____
[ ]   Kurzatmigkeit/Luftnot   _____
[ ]   Hautrötung u. Juckreiz am ganzen Körper   _____
[ ]   Blutdruckprobleme mit Schwindelgefühl   _____
[ ]   Blutdruckprobleme mit Umkippen   _____

Sonstiges:

_____   _____
_____   _____
_____   _____

Falls Sie Beschwerden haben:

Wo sind diese **zuerst** aufgetreten? (bitte nur eines nennen)...............[   ]

[0] nicht vorhanden   [1] Nase   [2] Haut   [3] Augen   [4] Atemwege

Wann war das?   _____   (Monat/Jahr)

Wo waren Sie damals beschäftigt? _____

_____

Was haben Sie gemacht, als diese Beschwerden aufgetreten sind?

_____

_____

Hat dies zu einer Besserung geführt?

_____

Wie schnell haben sich die Beschwerden nach Ihrem (akuten) Auftreten wieder
zurückgebildet?

_____

Falls Sie eines oder mehrere Beschwerden haben:
Welche Beschwerden bessern sich oder verschwinden in der Freizeit (**F**),
am Wochenende (**W**) oder im Urlaub (**U**)?

		F	W	U
[ ]	Hautjucken	___	___	___
[ ]	Hautrötungen mit Juckreiz	___	___	___
[ ]	Quaddeln in der Haut	___	___	___
[ ]	Niesen	___	___	___
[ ]	Naselaufen	___	___	___
[ ]	Nasenverstopfung	___	___	___
[ ]	Augenjucken	___	___	___
[ ]	Augentränen	___	___	___
[ ]	Husten	___	___	___
[ ]	Pfeifgeräusch beim Atmen	___	___	___
[ ]	Kurzatmigkeit/Luftnot	___	___	___
[ ]	Hautrötung am ganzen Körper	___	___	___
[ ]	Jucken am ganzen Körper	___	___	___
[ ]	Blutdruckprobleme mit Umkippen	___	___	___

Haben Sie je Latex-freie Handschuhe getragen?
[ ]   nein
[ ]   ja / Führte dies zu einer Besserung?   [ ] nein   [ ] ja

Haben Sie je Baumwoll- oder Seidenhandschuhe unter den Gummihandschuhen
getragen?
[ ]   nein
[ ]   ja / Führte dies zu einer Besserung?   [ ] nein   [ ] ja

Haben Sie Ihre tägliche Routine wegen der Beschwerden verändert?
[ ]   nein
[ ]   ja / Hat diese Maßnahme Abhilfe geschaffen?   [ ] nein   [ ] ja

Haben Sie den Arbeitsplatz wegen Ihrer Beschwerden gewechselt?
[ ]   nein
[ ]   ja / Mit Erfolg?   [ ]   nein   [ ]   ja

Was sonst hat die Beschwerden gemildert?

_____

_____

_____

Haben Sie im Kontakt mit den folgenden Dingen Beschwerden entwickelt?

	kein Kontakt	keine Beschwerden	Beschwerden: welche?	wann? Monat/Jahr
Luftballons	[ ]	[ ]	_____	_____
Kondome	[ ]	[ ]	_____	_____
Haushaltshandschuhe	[ ]	[ ]	_____	_____
Gummiband	[ ]	[ ]	_____	_____
Fahrradgriffe	[ ]	[ ]	_____	_____
Regenmantel/-kleidung	[ ]	[ ]	_____	_____
Blasenkatheter	[ ]	[ ]	_____	_____
Besteck für (Kontrast-)Einläufe	[ ]	[ ]	_____	_____
Stoma adhesive	[ ]	[ ]	_____	_____
Steri-strips	[ ]	[ ]	_____	_____
Intubationsbesteck	[ ]	[ ]	_____	_____
Birkenfeige (Ficus benjamina)	[ ]	[ ]	_____	_____

Sonstiger Kontakt, nämlich:

_____	[ ]	_____	_____
_____	[ ]	_____	_____
_____	[ ]	_____	_____
_____	[ ]	_____	_____

Hatten Sie Überempfindlichkeitsreaktionen beim Zahnarztbesuch (z. B. Schwellungen im Gesicht und Mund etc.)?

[ ] nein [ ] ja; welche? _____

_____

Hatten Sie Überempfindlichkeitsreaktionen bei ärztlichen Untersuchungen (z. B. beim Frauenarzt)?

[ ] nein [ ] ja; welche? _____

_____

Sind Sie jemals operiert worden? [ ] nein [ ] ja
ggf. Art d. Operation(en): _____ wann: _____
_____ wann: _____
_____ wann: _____

Gab es dabei Unverträglichkeitsreaktionen? Wenn ja, welche:

_____

_____

Ist Ihnen je aufgefallen, daß Sie unter folgenden Bedingungen Atemnot entwickeln:

Kälte, Nebel, körperliche Bewegung, Zigarettenrauch, oder Sprays?

(Zutreffendes bitte unterstreichen)

Leiden Sie häufig unter Erkältungskrankheiten?

[ ] nein [ ] ja; zu welcher Jahreszeit _____

Haben Sie Heuschnupfen?

[ ] nein [ ] ja; zu welcher Jahreszeit _____

Haben Sie als Kind Asthma, Milchschorf oder Neurodermitis gehabt?

[ ]   nein   [ ]   ja

Hat jemand in Ihrer Familie Asthma, Milchschorf oder Neurodermitis gehabt?

[ ]   nein   [ ]   ja

Hatten Sie je ein Handekzem ("offene Hände")?

[ ]   nein   [ ]   ja; wann erstmals? _____(Jahr)

Welchen Hauttyp haben Sie?

[ ]   trocken   [ ]   normal   [ ]   fettend

Ist Ihr Hautpigment eher dunkel oder hell?

[ ]   eher hell   [ ]   eher dunkel

Neigen Sie zu Sonnenbrand?

[ ]   nein   [ ]   ja

Nehmen Sie derzeit Medikamente (Salben) gegen Hautausschlag?

[ ]   nein   [ ]   ja, welche? _____

Nehmen Sie derzeit Medikamente gegen Luftnot?

[ ]   nein   [ ]   ja, welche? _____

Sind Sie   [ ]   Raucher?
              [ ]   Exraucher?
              [ ]   Nichtraucher?

Wieviel rauchen Sie, bzw. haben Sie geraucht und über welchen Zeitraum?

_____

Sind Sie gegenüber bestimmten Medikamenten allergisch?

[ ]   nein, nicht bekannt

[ ]   ja; welche? _____

_____

Haben Sie in Ihrer Wohnung/an Ihrem Arbeitsplatz eine Birkenfeige (Ficus benjamina)?

[ ]   nein   [ ]   ja

Wenn ja,   seit wann   _____   Monat/Jahr

[ ]   beruflich   [ ]   privat

Haben Sie jemals allergisch auf eines der folgenden Nahrungsmittel reagiert?

[ ]   nein   [ ]   ja, auf:

	Beschwerden	seit: Monat/Jahr
[ ] Avocado		
[ ] Eßkastanie		
[ ] Milch		
[ ] Banane		
[ ] Papaya		
[ ] Kiwi		
[ ] Walnuß		
[ ] Paprika		
[ ] Kartoffel		
[ ] Tomate		
[ ] Apfel		

Sonstige:

Wie äußert sich ggf. diese Allergie (z. B. Niesreiz, Lippenschwellung etc.)?

_____

_____

Traten die o. g. Nahrungsmittel-Unverträglichkeiten vor den ersten Symptomen der Latexallergie auf?

[ ]   nein   [ ]   ja   [ ]   gleichzeitig

Sind Sie allergisch auf nickelhaltige Produkte (z. B. Modeschmuck, Jeansknöpfe u. a.)?

[ ]   nein   [ ]   ja, und zwar: _____

Sind bei Ihnen sonst noch Allergien bekannt?

[ ]   nein, nicht bekannt   [ ]   ja, und zwar: _____

Gibt es noch etwas, was Ihnen wichtig oder erwähnenswert scheint?

_____

_____

(bitte ankreuzen!)

[ ]   Ich erkläre mich damit einverstanden, daß eine *Blutuntersuchung* auf Allergene und ein *Allergietest* bei mir durchgeführt werden.

Bitte sehen Sie nochmals durch, ob Sie alles vollständig beantwortet haben.
Wir danken Ihnen für Ihre Mithilfe bei der Lösung der Latexprobleme an Ihrem Arbeitsplatz.

In nächster Zeit bieten wir allen Beteiligten Allergiehauttests, eine Lungenfunktionsprüfung und eine einmalige Blutentnahme zum Nachweis von Latexantikörpern an. Zeitpunkt und Ort der Testungen werden gesondert mitgeteilt.

Wir bitten Sie mitzumachen. So erfahren Sie etwas über Ihr persönliches Risiko, an einer Latexallergie zu erkranken und helfen bei der Vorbeugung, Früherkennung und Lösung damit verbundener Probleme.

Herzlichen Dank

Anhang C. Flugblatt Allergiegefahr durch Latex-Einmalhandschuhe.

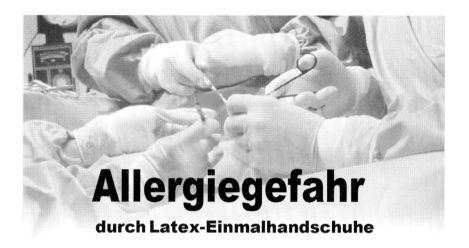

Allergiegefahr
durch Latex-Einmalhandschuhe

Die Zahl der Latexallergien ist durch die zunehmende Verwendung gepuderter Einmalhandschuhe aus Naturlatex bei Beschäftigten im Gesundheitsdienst auf 10–17 % angestiegen.

Ursachen:

Latexallergien werden verursacht durch Proteine, die aus der Milch des tropischen Gummibaumes stammen und in unterschiedlichen Konzentration in Latex-Einmalhandschuhen vorliegen. Der Gehalt an Latexproteinen ist abhängig vom Produktionsverfahren.

Nach dem heutigen Kenntnisstand steigt das Allergierisiko mit zunehmender Proteinkonzentration im Handschuh. Aufgenommen werden diese Latexproteine hauptsächlich über Haut und Atemwege und können so eine Allergie auslösen. Gepuderte Latexhandschuhe sind besonders gefährdend, weil sie in der Regel deutlich höhere Konzentrationen an Proteinen enthalten, die sich zusätzlich an den Handschuhpuder anlagern. Durch das An- und Ausziehen der Handschuhe wird der Puder mit den Latexproteinen aufgewirbelt und gelangt so auf die Bindehaut der Augen oder auf die Schleimhäute der Atemwege.

Zudem haben gepuderte Handschuhe fast immer einen alkalischen pH-Wert, der zur Irritation der Haut und damit zur Auslösung von Handekzemen führen kann.

Symptome:

▷ Juckreiz, Rötung, Nesseln im Kontaktbereich der Handschuhe

▷ Ausbreitung der Nesseln auf den Körper, Schwellung von Augenlidern und Lippen

▷ Augentränen und Bindehautentzündung, Niesreiz, Nasenlaufen, Husten, Atemnot, Asthma

▷ Lebensbedrohlicher allergischer Schock

Gefährdete Personen:

▷ Personen mit häufigem Latexkontakt

▷ Personen mit Heuschnupfen, allergischem Asthma oder Neurodermitis (Atopiker)

▷ Personen mit Handekzemen

▷ Mehrfach operierte Personen

Schutzmaßnahmen:

▷ Beschränkung des Einsatzes von Latex-Einmalhandschuhen auf den gezielten Infektionsschutz

▷ Verwendung ungepuderter Latexhandschuhe mit niedriger Proteinkonzentration (möglichst weniger als 30 μg Protein pro g Handschuh nach der modifizierten Lowry-/HPLC-Methode entsprechend den derzeitigen wissenschaftlichen Erkenntnissen)

▷ Einsatz thiuramfreier Handschuhe, um die Gefahr allergischer Kontaktekzeme zu reduzieren

▷ Konsequentes Hautschutzprogramm

Alternativhandschuhe:

I. Kunstgummihandschuhe aus:

a) Styrol-Ethylen-Butylen-Styrol (Tactylon)*

b) Styrol-Butadien-Kautschuk

c) Polychloropren (Neoprene)*

d) Nitril-Kautschuk

e) Sonstige Materialien

II. Kunststoffhandschuhe aus:

a) Polyethylen (PE) · Folie

b) Polyethylen (PE) · Copolymer

c) Polyvinylchlorid (Vinyl, PVC)

Infektionsschutz:

Alle medizinischen Einmalhandschuhe müssen die Anforderungen der Europäischen Norm (DIN EN 455) u.a. mit der geforderten Dichtigkeit (Accepted quality level [AQL] ≤1,5) erfüllen, um einen ausreichenden Infektionsschutz zu gewährleisten.

Produktliste umseitig.

Alle auf den Folgeseiten aufgeführten medizinischen Einmalhandschuhe entsprechen den Anforderungen der Europäischen Norm (DIN EN 455).

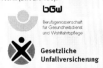

bGW
Berufsgenossenschaft für Gesundheitsdienst und Wohlfahrtspflege

Gesetzliche Unfallversicherung

Ungepuderte Latex-Untersuchungshandschuhe

Hersteller/Vertrieb	Handschuh	Lot No.	Wasserlösliche Proteine μg/g Handschuh modifiz. Lowry	ASA HPLC	Akzeleratoren nach Herstellerangaben TH	DTC	MBT
Allegiance Flexam®	Powder-Free	2000L002	< 10	11,6	○	⊛	⊛
AMPri	Economy	2001122	11,7	35,9	○	⊛	⊛
AMPri	Med-Comfort	MH575P13	< 10	13,0	○	⊛	⊛
Ansell Professional Healthcare	DermaClean	004303728	< 10	< 10	○	⊛	⊛
Ansell Professional Healthcare	No Powder Exam SensiClean	34223	< 10	< 10	○	⊛	○
Ansell Professional Healthcare	No Powder Exam steril	0003580705	18,8	13,4	○	⊛	○
ASID BONZ	ProLine® Latex-Untersuchungshandschuhe	C 10940402	< 10	< 10	○	⊛	○
Augustus	Augustus polymer	616R65	49,5	< 10	○	⊛	⊛
Augustus	Augustus puderfrei	464V45	10,1	17,8	○	⊛	⊛
Augustus	Augustus-Gel	B00612	< 10	< 10	○	⊛	⊛
B. Braun	Manudent	0501 20020007	< 10	12,1	○	⊛	⊛
B. Braun	Manufix® Sensitive	0501 30020005	12,4	16,0	○	⊛	⊛
B. Braun	Vasco UH puderfrei	0501 20020003	< 10	12,7	○	⊛	⊛
BDH	SkinPro	37011041	17,1	10,0	○	⊛	○
BSN medical	Glovex® ultra steril	12113001	10,8	19,4	○	⊛	⊛
BSN medical	Glovex® ultra tex	03320735	< 10	12,0	○	⊛	⊛
Carl Roth	Rotiprotect®-Latex puderfrei	0501 20020007	< 10	12,1	○	⊛	⊛
Diana Baronin v. Schaezler	Aloe Vera Gel	201106	11,4	12,6	○	⊛	⊛
Diana Baronin v. Schaezler	Schaezler puderfrei	MH575P13	< 10	13,0	○	⊛	⊛
DK Medical	Comfort Latex UH	10346011	14,2	< 10	○	⊛	⊛
Dr. Lang	Untersuchungshandschuh, Latex	560010	24,3	20,8	○	⊛	○
Gothaplast	Rotpunkt® Untersuchungshandschuhe Latex	UHL 2000/1	< 10	< 10	○	⊛	○
ICM Steelcon	Latexhandschuh puderfrei	N 1558 Jan. 2001	11,8	16,9	○	⊛	⊛
JFM Josef F. Müller	Allergent®	701781	< 10	< 10	○	⊛	⊛
JFM Josef F. Müller	Visogel®	459080	14,5	15,8	○	⊛	○
Karl Beese	manusoft® grip plus	0421-0005	< 10	< 10	○	⊛	○
Karl Beese	manusoft® plus	0692-0008	< 10	24,9	○	⊛	○
Karl Beese	manusoft® pro	0016-0101	< 10	12,3	○	⊛	○
KCL	Untersuchungshandschuh	10414413	22,2	< 10	○	⊛	○
Kimberly-Clark	Safeskin PFE extra	0319T-2	18,5	14,2	○	⊛	○
Kimberly-Clark	Safeskin PFS	10055-18CV	16,8	11,8	○	⊛	○
Kimberly-Clark	Safeskin Satin plus	0257T-3	24,3	22,2	○	⊛	○
LATECH	Comfort Star-T	Muster	12,3	17,3	○	⊛	○
LATECH	Polygel	Muster	17,2	21,2	○	⊛	○
LATECH	Safety+Comfort	Muster	13,4	12,3	○	⊛	○
Lohmann & Rauscher	sempermed® IC	601 62057635	< 10	< 10	○	⊛	⊛
Lohmann & Rauscher	Sentina Ambidextrous	602 62057635	< 10	< 10	○	⊛	⊛
MANI	MANI Latexhandschuhe	Muster	< 10	16,0	○	⊛	⊛
MANI	MANI Latexhandschuhe griffig	21301061	17,9	< 10	○	⊛	○
MANI	MANI Latexhandschuhe soft	12990102	21,1	19,1	○	⊛	○
MANI	MANI Latexhandschuhe soft polymer coated	220287011	10,1	11,7	○	⊛	○
megro	SOFT line® UHS puderfrei	Muster	13,4	12,3	○	⊛	○
Paul Hartmann AG	peha-soft puderfrei	11708921	17,6	< 10	○	⊛	○
Paul Hartmann AG	peha-soft puderfrei steril	11740202	< 10	< 10	○	⊛	○
Peppler	sensitive gel	Muster	34,4	21,0	○	⊛	⊛
Peppler	sensitive soft	UG597075	14,0	19,6	○	⊛	⊛
Peppler	sensitive touch	UG5611I81	10,9	< 10	○	⊛	⊛
Peppler	sensitive white	008802	18,4	< 10	○	⊛	○
PPS	Hypotex Gel	2104071	12,4	< 10	○	⊛	⊛
PPS	Hypotex puderfrei	MH575P13	< 10	13,0	○	⊛	⊛
Praxis direkt	Praxis direkt comfort	UH615W23	< 10	< 10	○	⊛	○
Praxis direkt	Praxis direkt contact	10503012	12,5	15,9	○	⊛	○
Praxis direkt	Praxis direkt soft	RJ20000705	< 10	24,0	○	⊛	○
proCura® medical	proCura® Touch Latex UH puderfrei	0010131	13,2	< 10	○	⊛	○
REGENT MEDICAL	Biogel® Diagnostic™	01B2050	15,0	19,0	○	⊛	⊛
ROEKO	Rexam Latex powderfree	2K18147	< 10	< 10	○	⊛	⊛
Rösner-Mautby Meditrade	Gentle Skin® Anatom	80529142	20,0	17,1	○	⊛	○
Rösner-Mautby Meditrade	Gentle Skin® classic	10414413	22,2	< 10	○	⊛	○
Rösner-Mautby Meditrade	Gentle Skin® grip	041087	11,5	10,4	○	⊛	○

Dieses Merkblatt wurde erarbeitet von: E. Eck, Staatl. Gewerbearztin Baden-Württemberg, A. Heese, Dermatologische Universitätsklinik Erlangen, A. Kollenda, DKFZ Heidelberg, A. Schulze-Dirks, Dermatologische Universitätsklinik Heidelberg, H. Altmers, BGFA Bochum, F. Haamann, BGW Hamburg, H. Keßler, Badischer GUVV Karlsruhe, H.U. Koch, Dermatologische Universitätsklinik Erlangen, U. Lacher, Dermatologische Universitätsklinik Erlangen, K.-P. Peters, Dermatologische Universitätsklinik Erlangen, G. Schlagberger, BUK München, P. Wojciechowski, BGW Karlsruhe, C. Zimmermann, Schwalmtal.

Zeichenerklärung:
○ nicht enthalten
⊛ enthalten

Fortsetzung: Ungepuderte Latex-Untersuchungshandschuhe

Hersteller/Vertrieb	Handschuh	Wasserlösliche Proteine µg/g Handschuh			Akzeleratoren nach Herstellerangaben		
		Lot No.	modifiz. Lowry	ASA HPLC	TH	DTC	MBT
Rosner-Mautby Meditrade	Gentle Skin® *sensitiv*	010342	< 10	< 10	○	⊛	○
Rosner-Mautby Meditrade	Gentle Skin® steril	00615620	11,3	16,5	○	⊛	○
Rosner-Mautby Meditrade	Gentle Tec™	01208208	14,2	22,3	○	⊛	○
Sänger	Sänger PRIMA Mono oder Duo steril	10603912	< 10	< 10	○	⊛	○
Sänger	Sänger PRIMA Plus	411132	< 10	11,8	○	⊛	⊛
Sänger	Sänger PRIMA Profi (polymerbeschichtet)	311152	24,5	17,4	○	⊛	○
Sänger	Sänger PRIMA Profi II	400931	33,2	24,7	○	⊛	○
Sänger	Sänger PRIMA Titan	106039275	22,6	17,6	○	⊛	○
Semperit	sempermed® Exam IC	0601 62057635	< 10	< 10	○	⊛	⊛
Semperit	sempermed® Exam texturiert	1099 31240752	< 10	< 10	○	⊛	⊛
servoprax	servoprax soft-hand® clean steril	10603912	< 10	< 10	○	⊛	○
servoprax	servoprax soft-hand® Latex puderfrei	108146509	18,8	25,7	○	⊛	○
SK Versand	SK puderfrei	MH575P13	< 10	13,0	○	⊛	⊛
Transatlantic	Transaflex® UH puderfrei	2012111	< 10	< 10	○	⊛	○
Tyco Healthcare	CURITY UH puderfrei	260400	15,9	16,6	○	⊛	○
Ulma	Happy Skin grip	700539	< 10	< 10	○	⊛	○
UNIGLOVES	UNIGLOVES COMFORT	UH615W23	< 10	< 10	○	⊛	⊛
UNIGLOVES	UNIGLOVES CONTACT	10503012	12,5	15,9	○	⊛	○
UNIGLOVES	UNIGLOVES DERMA SKIN	UH586R45	12,3	15,7	○	⊛	○
UNIGLOVES	UNIGLOVES SELECT	RJ20000705	< 10	24,0	○	⊛	○
WIBU	WIBU-Latex-UH	2001122	11,7	35,9	○	⊛	⊛
WIROS	Latexhandschuh puderfrei	03-01/W113	18,9	10,9	○	⊛	○
WRP EUROPE	DERMAGRIP® polymerbeschichtet NR Latex	10603932	15,0	12,0	○	⊛	○
WRP EUROPE	DERMAGRIP® puderfrei NR Latex	10603912	< 10	< 10	○	⊛	○
WRP EUROPE	DERMAGRIP D® Advanced Dental Diagnostic	106039275	22,6	17,6	○	⊛	○

Ungepuderte Latex-Operationshandschuhe

Hersteller/Vertrieb	Handschuh	Wasserlösliche Proteine µg/g Handschuh			Akzeleratoren nach Herstellerangaben		
		Lot No.	modifiz. Lowry	ASA HPLC	TH	DTC	MBT
Allegiance	Protegrity™	08PS00H087	13,5	15,1	○	⊛	⊛
Allegiance	Protegrity™ Micro	08PS000240X	16,2	14,5	○	⊛	⊛
Allegiance	Ultrafree® Max	04PS00B090	13,2	17,7	○	⊛	⊛
Ansell Professional Healthcare	Gammex® PF	0644/0645	< 10	< 10	○	⊛	⊛
Ansell Professional Healthcare	MAXXUS *	261937	19,6	12,8	○	⊛	⊛
Ansell Professional Healthcare	MicroThin® Nutex	62963/62716	41,9	< 10	○	⊛	⊛
Ansell Professional Healthcare	MICRO-TOUCH *	013031/2002-01	31,2	< 10	○	⊛	⊛
Ansell Professional Healthcare	NEUTRALON *	270922/2001-09	25,5	13,5	○	⊛	⊛
Ansell Professional Healthcare	NuTex®	65762/66213	33,6	< 10	○	⊛	⊛
Ansell Professional Healthcare	NuTex® Derma Shield	66260/66390	< 10	< 10	○	⊛	⊛
Ansell Professional Healthcare	ULTRALON *	224927/2001-08	25,8	16,7	○	⊛	⊛
B. Braun	Vasco OP Sensitive	2001-02	< 10	< 10	○	⊛	⊛
BSN medical	Manex® ultra	0104731002	16,9	12,2	○	⊛	⊛
BSN medical	Manex® ultra extra	0402220002	< 10	16,7	○	⊛	⊛
BSN medical	Manex® ultra micro	0503551001	12,7	17,2	○	⊛	⊛
Lohmann & Rauscher	sempermed® Supreme	00 F 621	< 10	< 10	○	⊛	⊛
megro	SOFT line® OP puderfrei	36.00/4H	< 10	< 10	○	⊛	○
Paul Hartmann AG	peha-micron	04991714	14,6	15,6	○	⊛	○
Paul Hartmann AG	peha-taft puderfrei	10303762	15,6	19,0	○	⊛	○
proCura® medical	proCura® Touch Latex OPH puderfrei	00428127	< 10	< 10	○	⊛	○
REGENT MEDICAL	Biogel® Indicator™	01E4024	22,0	17,0	○	⊛	○
REGENT MEDICAL	Biogel® Spender	01D0026	22,0	12,0	○	⊛	○
REGENT MEDICAL	Biogel® Super-Sensitive™	01E4014	23,0	22,0	○	⊛	○
Rosner-Mautby Meditrade	Gentle Skin® Premium OP	104075675	< 10	<10	○	⊛	○
Sänger	Noblesse	106039080	< 10	<10	○	⊛	○
Semperit	sempermed® Supreme	00 F 621	< 10	< 10	○	⊛	⊛
Servoprax	servoprax soft-hand® clean OP-Handschuh	106039080	< 10	< 10	⊛	⊛	○
Transatlantic	Transaflex® OP-Handschuh puderfrei	10.99/6.3.DHCR	<10	<10	○	⊛	○
Ulma	Latex Operationshandschuh	90136 700028	< 10	< 10	○	⊛	○
UNIGLOVES	UNIGLOVES EXPERT	009276480	< 10	< 10	○	⊛	○
WRP EUROPE	PROFEEL® polymerbeschichtet NR Latex	106039080	< 10	< 10	○	⊛	○

Latexfreie Untersuchungshandschuhe

Hersteller/Vertrieb	Handschuh	Material	Puder	Akzeleratoren nach Herstellerangaben		
				DTC	MBT	TU
Allegiance	Flexam® Nitril Powder-Free	Nitrilkautschuk	○	○	●	○
Allegiance	Triflex® Powder-Free	PVC	○	○	○	○
AMPri	Blue Comfort Nitril puderfrei blau	Nitrilkautschuk	○	●	●	○
AMPri	Med-Comfort Nitril puderfrei weiß	Nitrilkautschuk	○	●	●	○
AMPri	Med-Comfort Vinyl	PVC	●/○	○	○	○
Ansell Professional Healthcare	Ethiparat®	Ethyl-Methyl-Acrylat	●	○	○	○
Ansell Professional Healthcare	Ethiparat® steril	Ethyl-Methyl-Acrylat	●	○	○	○
Ansell Professional Healthcare	Nitra Tex®	Nitrilkautschuk	○	○	○	○
Ansell Professional Healthcare	Nitra Touch®	Acrylonitril-Butadien	○	○	●	●
Ansell Professional Healthcare	Synsation	PVC	●/○	○	○	○
ASID BONZ	ProLine® Nitril-Untersuchungshandschuhe	Nitrilkautschuk	○	○	○	○
ASID BONZ	ProLine® Vinyl-Untersuchungshandschuhe	PVC	●/○	○	○	○
B. Braun	Manufix® free	Nitrilkautschuk	○	●	●	○
B. Braun	Manufix® latexfree	Nitrilkautschuk	●	●	●	○
B. Braun	Manyl®	PVC	●/○	○	○	○
BDH	Healthline-Nitril	Nitrilkautschuk	○	●	○	○
BDH	Healthline-Vinyl	PVC	○	○	○	○
Best	N-DEX® Medizinisch, steril, passneutral	Nitrilkautschuk	○	○	●	○
Best	N-DEX® Medizinisch, unsteril, handspezifisch	Nitrilkautschuk	●/○	○	●	○
Best	N-DEX® Medizinisch, unsteril, passneutral	Nitrilkautschuk	●/○	○	●	○
Best	Nitri-Care™,Medizinisch, unsteril, passneutral	Nitrilkautschuk	○	○	●	○
BSN	medical Glovex® vinyl	PVC	○	○	○	○
Carl Roth	Rotiprotect®-Nitril	Nitrilkautschuk	●/○	○	○	○
Gothaplast	Rotpunkt Untersuchungshandschuhe	Vinyl PVC	●	○	○	○
JFM Josef F. Müller	Visotril®	Nitrilkautschuk	○	●	○	○
Karl Beese	manusoft® NITRIL plus	Nitrilkautschuk	●/○	○	●	○
Karl Beese	manusoft® VINYL plus	PVC	●/○	○	○	○
KCL	Dermatril	Nitrilkautschuk	○	●	○	○
KCL	Multitril	Nitrilkautschuk	○	●	●	○
Kimberly-Clark	Safskin Purple Nitrile	Nitrilkautschuk	○	●	○	○
LATECH	Lanyl	PVC	●/○	○	○	○
LATECH	Latril	Nitrilkautschuk	○	●	●	○
Lohmann & Rauscher	sempermed® Vinyl	PVC	●/○	○	○	○
MANI	MANI Vinyl	PVC	●/○	○	○	○
Maxxim medical	SensiCare™	PVC	●/○	○	○	○
Maxxim medical	SensiCare™ Nitrile	Nitrilkautschuk	○	●	○	○
Maxxim medical	Tru Touch™	PVC	●	○	○	○
megro	SOFT line® Vinyl	PVC	●/○	○	○	○
Paul Hartmann AG	digitil C	Copolymer	○	○	○	○
Paul Hartmann AG	digitil N	Nitrilkautschuk	○	○	●	○
Paul Hartmann AG	peha-fol	Polyethylen	○	○	○	○
Paul Hartmann AG	peha-soft vinyl	PVC	●/○	○	○	○
Peppler	sensitive touch	PVC	●/○	○	○	○
proCura® medical	proCura® Nitril UH puderfrei	Nitrilkautschuk	○	●	○	○
proCura® medical	proCura® Vinyl UH puderfrei	PVC	○	○	○	○
ROEKO	Rexam non latex powderfree	Nitrilkautschuk	○	●	●	●
Rösner-Mautby	Meditrade Nitril 3000™	Nitrilkautschuk	○	●	○	○
Rösner-Mautby	Meditrade Vinyl 2000™	PVC	●/○	○	○	○
Sänger	Sänger Polyethylen	Polyethylen	○	○	○	○
Sänger	Sänger PRIMA Alfatex	Nitrilkautschuk	○	○	○	○
Sänger	Sänger PRIMA Betatex	Nitrilkautschuk	●	○	○	○
Sänger	Sänger PRIMA Politex	Copolymer	○	○	○	○
Sänger	Sänger PRIMA Pretex	PVC	○	○	○	○
Sänger	Sänger PRIMA Vintex	PVC	●	○	○	○
Sempermed	sempermed® Exam Nitril	Nitrilkautschuk	●/○	●	●	○
Sempermed	sempermed® Exam Vinyl	PVC	●/○	○	○	○
servoprax	servoprax soft-hand® Nitril	Nitrilkautschuk	○	●	●	○
servoprax	servoprax soft-hand® Vinyl puderfrei	PVC	○	○	○	○
Thiele	Elastyren® UHS	Styrol-Butadien/Styrol-Isopren	●/○	○	○	○
Transatlantic	Transaflex® UH, puderfrei, latexfrei	PVC	○	○	○	○
Tyco Healthcare	CURITY UH latexfrei	Nitrilkautschuk	○	●	○	○
Ulma	ulma Pro free	Nitrilkautschuk	○	●	○	○
Ulma	Ulma-Nyl	PVC	○	○	○	○
UNIGLOVES	UNIGLOVES FORMAT	Nitrilkautschuk	○	●	○	○
UNIGLOVES	UNIGLOVES FORMAT BLUE	Nitrilkautschuk	○	●	○	○
UNIGLOVES	UNIGLOVES PREMIUM	PVC	○	○	○	○

Fortsetzung: Latexfreie Untersuchungshandschuhe

Hersteller/Vertrieb	Handschuh	Material	Puder	Akzeleratoren nach Herstellerangaben		
				DTC	MBT	TU
UNIGLOVES	UNIGLOVES STANDARD	PVC	⊛	○	○	○
WIBU	WIBU-Vinyl-Handschuhe	PVC	⊛/○	○	○	○
WIROS	Nitril Untersuchungshandschuhe blau	Nitrilkautschuk	○	⊛	○	○
WIROS	Nitril Untersuchungshandschuhe weiß	Nitrilkautschuk	○	⊛	○	○
WIROS	Vinyl Untersuchungshandschuhe	PVC	⊛/○	○	○	○
WRP EUROPE	DERMAGRIP® Nitril	Nitrilkautschuk	○	⊛	○	○
WRP EUROPE	DERMASAFE® Neopren Advanced Dental Diagnostic	Polychloroprene	○	⊛	○	○
WRP EUROPE	DERMAGRIP® Vinyl	PVC	○	○	○	○

Latexfreie Operationshandschuhe

Hersteller/Vertrieb	Handschuh	Material	Puder	Akzeleratoren nach Herstellerangaben		
				DTC	MBT	TU
Allegiance	Powder-Free Duraprene™	Neopren/Nitrilinnenbeschichtung	⊛/○	⊛	○	○
Ansell Professional Healthcare	ALLERGARD®II	Styrol-Butadien/Styrol-Isopren	⊛	○	○	○
Ansell Professional Healthcare	Derma Prene® Derma Shield	Neopren	○	○	⊛	⊛
BSN medical	Manex® ultra neoderm	Neopren	○	⊛	○	○
Lohmann & Rauscher	sempermed® Syntegra puderfrei	Styrol-Butadien/Styrol-Isopren	⊛	○	○	○
Maxxim medical	Neolon™	Neopren	⊛	⊛	○	○
Maxxim medical	Neolon™ PF	Neopren	○	⊛	○	⊛
Maxxim medical	SensiCare™ Surgical	Polyisoprene	○	○	⊛	○
MEDIMEX	Elastyren® OP-Handschuhe	Styrol-Butadien/Styrol-Isopren	⊛/○	○	○	○
Paul Hartmann AG	peha-taft syntex	Styrol-Butadien/Styrol-Isopren	⊛/○	○	○	○
Rösner-Mautby Meditrade	Neopretex™	Neopren	○	⊛	○	○
Sänger	Sänger PRIMA Luna	Neopren	○	⊛	○	⊛
Sempermed	sempermed® Syntegra puderfrei	Styrol-Butadien/Styrol-Isopren	○	○	○	○
Servoprax	Nitril OP-Handschuh	Nitrilkautschuk	○	⊛	○	○
Thiele	Elastyren® OP-Handschuhe	Styrol-Butadien/Styrol-Isopren	⊛/○	○	○	○
Transatlantic	Neolon PF	Neopren	○	⊛	○	○
Ulma	ulma Pro Free steril	Nitrilkautschuk	○	⊛	○	○
WRP EUROPE	PROFEEL® Neopren OP	Neopren	○	⊛	○	○

Anbieteradressen

Allegiance Healthcare Deutschland GmbH	Edisonstraße 3-4	85716 Unterschleißheim	Maxxim	Lederstraat 1	NL-5223 AW's Hertogenbosch
AMPri Handelsges. M.b.H.	Rudolf-Uhrmacher-Allee 1a	21435 Stelle	MEDIMEX GmbH & Co. KG	Postfach 70 12 60	22012 Hamburg
Ansell Professional Healthcare	Stahlgruberring 3	81829 München	megro GmbH & Co. KG	Am Schomacker 30	46485 Wesel
ASID BONZ GmbH	Hanns-Klemm-Straße 27	71034 Böblingen	Paul Hartmann AG	Paul-Hartmann-Straße	89522 Heidenheim
Augustus Vertriebsges. M.b.H.	Friedberger Straße 71	86161 Augsburg	Peppler GmbH & Co. KG	Marburger Straße 251	35396 Gießen
B. Braun Petzold GmbH	Schwarzenberger Weg 73-79	34212 Melsungen	PPS GmbH	Am Stadion 12	45659 Recklinghausen
			Praxis direkt GmbH	Bahnhofstraße 5b	86368 Gersthofen
BDH-Med	Haffkamp 18	22958 Kuddewörde	proCura® medical GmbH	Stresemannstraße 364-368	22761 Hamburg
Best Manufacturing Europe N.V.	Kontichsesteenweg 67/1	2630 Artselaar/Belgien	Regent Medical, eine Div. der London International GmbH	Edisonstraße 5	63477 Maintal
BSN medical GmbH & Co. KG	Quickbornstraße 24	20253 Hamburg	ROEKO GmbH + Co. KG	Postfach 11 50	89122 Langenau
Carl Roth GmbH + Co	Schoemperlenstraße 1-5	76185 Karlsruhe	Rösner-Mautby Meditrade GmbH	Thierseestraße 196	83088 Kiefersfelden
Diana Baronin von Schaezler GmbH	Alter Postweg 101	86159 Augsburg	Sänger GmbH	Buchenbacher Straße 20	74673 Mulfingen-Berndshofen
DK Medical	Schöne Aussicht 25	34212 Melsungen	Semperit Technische Produkte GmbH & Co. KG	Modecenterstraße 23	A-1031 Wien
Dr. Lang GmbH & Co. KG	Landhausstraße 74	70190 Stuttgart	Servoprax GmbH	Am Marienbusch 9	46485 Wesel
Gothaplast Verbandpflasterfabrik GmbH	Postfach 10 01 32	99851 Gotha	SK-Versand	Catharinenstraße 6	25335 Elmshorn
ICM Steelcon GmbH Med. Div.	Luxemburger Allee 34	45481 Mülheim a.d. Ruhr	Thiele GmbH	Hasselbinnen 26	22869 Schenefeld
JFM Josef F. Müller GmbH one-way-products	Uppenbornstraße 17	81735 München	Transatlantic Handelsgesellschaft Stolpe & Co. mbH	Siemensstraße 7	61267 Neu-Anspach
Karl Beese (GmbH & Co.) Verbandstoffe	Großer Kamp 14	22885 Barsbüttel	Tyco Healthcare Deutschland GmbH	Postfach 11 57	93327 Neustadt/Donau
KCL Kächele-Cama Latex GmbH	Am Kreuzacker 9	89077 Ulm	Ulma Technische Produkte GmbH & Co.	Einsteinstraße 60	89077 Ulm
Kimberly-Clark, Bereich Healthcare	Carl-Spaeter-Straße 17	56070 Koblenz	Unigloves Ärzte- u. Klinikbedarf GmbH	Ampèrestraße 24	53844 Troisdorf-Bergheim
Latech Elastomer Vertriebs GmbH	Döinghauserstraße 38-40	58332 Schwelm	WIBU Wirtschaftsbund Soz. Einr. Zentralverwaltungs-GmbH	An der Strusbeck 26	22926 Ahrensburg
Lohmann & Rauscher GmbH & Co. KG	Westerwaldstraße 4	56579 Rengsdorf	WIROS Wilfried Rosbach GmbH	Gellersche Straße 83	47789 Krefeld
MANI Versand & Großhandel	Reinerzer Ring 82	58511 Lüdenscheid	WRP EUROPE	Grinzinger Allee 5/25	A-1190 Wien

Hinweis
zu den Messwerten

Für alle hier aufgeführten Handschuhe gilt,
dass sie mindestens auf Grund einer Mess-
methode (modifizierte Lowry-Methode
bzw. HPLC-Methode) den von der BGW/
BUK empfohlenen Grenzwert von 30 µg
Protein pro Gramm Handschuhmaterial
einhalten und damit geeignet sind.

Auf Grund der Tatsache, dass Latexhandschuhe aus dem Naturprodukt Latex bestehen, können die Proteinkonzentrationen
innerhalb verschiedener Chargen schwanken.

Kleine Unterschiede der Proteinkonzentration bei den aufgeführten Latexhandschuhen sollten nicht allein den Ausschlag für
einer Kaufentscheid geben. Im Zweifelsfall
verlangen Sie vom Hersteller die Proteinkonzentrationen der aktuellen Chargen,
die Sie einkaufen wollen.

Überreicht und zu beziehen durch:

Stand 12/01
Bestell-Nr. GUV-I 8584 (bisher GUV 38.9)

Literatur

[1] Adisesh L., S. Kharitonov, D. Yates, D. Snashell, A. Newman-Taylor, P. Barnes: Exhaled and nasal nitric oxide is increased in laboratory animal allergy. Clin Exp Allergy 28, 876-880 (1998).

[2] Ahlroth M., H. Alenius, K. Turjanmaa, S. Mäkinen-Kiljunen, T. Reunala, T. Palosuo: Cross-reacting allergens in natural rubber latex and avocado. Allergy Clin Immunol 96, 167-173 (1995).

[3] Allmers H., R. Brehler, Z. Chen, H. Fels, X. Baur: Reduktion der aerogenen Latexallergenbelastungen durch Austausch von gepuderten Latexhandschuhen in einem Krankenhaus. Arbeitsmed Sozialmed Umweltmed 33, 194-201 (1998).

[4] Allmers H., R. Brehler, Z. Chen, M. Raulf-Heimsoth, H. Fels, X. Baur: Reduction of latex aeroallergens and latex-specific IgE antibodies in sensitized workers after removal of powdered natural rubber latex gloves in a hospital. J Allergy Clin Immunol 102, 841-846 (1998).

[5] Allmers H., H. Huber, C. Wirtz, B. Kirchner, M. Raulf-Heimsoth, X. Baur: Expositionstestungen mit gepuderten Handschuhen bei 60 Latexallergikern aus dem Gesundheitswesen. Dtsch med Wschr 22, 1308-1212 (1997).

[6] Allmers H., B. Kirchner, H. Huber, Z. Chen, J.W. Walther, X. Baur: Latenzzeit zwischen Exposition und Symptomen bei Allergie gegen Naturlatex. Vorschläge zur Prävention. Dtsch med Wschr 121, 823-828 (1996).

[7] Allmers H.: Wearing test with two different types of latex gloves with and without the use of a skin protection cream. Contact Dermatitis 44, 30-33 (2001).

[8] Allmers H., A. Kirov., O. Hagemeyer., H. Huber., J. Walther., X. Baur: Latexsensibilisierung und Naturlatex-Allergenkonzentration in der Luft: Ergebnis einer Querschnittsuntersuchung in einem Krankenhaus und in Arztpraxen. Allergologie 19, 68-70 (1996).

[9] Allmers H., J. Schmengler, C. Skudlik: Primary prevention of natural rubber latex allergy in the German healthcare system through education and intervention. J Allergy Clin Immunol 110, 318-323 (2002).

[10] Alving K., E. Weitzberg, J. Lundberg: Increased amount of nitric oxide in exhaled air of asthmatics. Eur Respir J 6, 1368-1370 (1993).

[11] American Thoracic Society: Standardization of spirometry – 1994 update. Am J Respir Crit Care Med 152, 1107-1136 (1995).

[12] Anonymus: Glossar. Horten-Zentrum für praxisorientierte Forschung und Wissenstransfer, Schweiz. Zugänglich unter: URL: http://www.evimed.ch/JournalClub/Glossar/glossar.asp

[13] Anonymus: Rasterelektronenmikroskopie und Präparation. Zentrale Einrichtung Elektronenmikroskopie Uni Ulm. Zugänglich unter: URL: http://www.uni-ulm.de/elektronenmikroskopie/REM.htm

[14] Arellano R., J. Bradley, G. Sussman: Prevalence of latex sensitization among hospital physicians occupationally exposed to latex gloves. Anesthesiology 77, 905-908 (1992).

[15] Baur X., H. Allmers, H. Huber, M. Korn, F. Papenfuß: Lungenfunktionsprüfung und Allergiediagnostik. Dustri, München-Deisenhofen (1998).

[16] Baur X., H. Allmers, M. Raulf-Heimsoth, R. Cremer, T. Fuchs, A. Heese et al.: Naturlatex-Allergie – Empfehlungen der interdisziplinären Arbeitsgruppe. Allergologie 19, 248-251 (1996). Ebenfalls erschienen

in: Anaesthesist *5*, 653-6 (1996). Ebenfalls erschienen in: Akt Chir *1*, 247-9 (1996).

[17] *Baur X., H. Allmers:* Diagnostik allergischer Krankheiten. internist prax *36*, 479-501 (1996).

[18] *Baur X., J. Ammon, Z. Chen, U. Beckmann, A.B. Czuppon:* Health risk in hospitals through airborne latex allergens for patients presensitised to latex. Lancet *342*, 1148-1149 (1993).

[19] *Baur X., Z. Chen, H. Allmers, U. Beckmann, J.W. Walther:* Relevance of latex aeroallergen for healthcare workers. Allergology International *20*, 105-111 (1996).

[20] *Baur X., Z. Chen, H. Allmers, M. Raulf-Heimsoth:* Reduktion des Allergierisikos durch Naturgummiprodukte. Deutsches Ärzteblatt *93*, 1043-1045 (1996).

[21] *Baur X., Z. Chen, H. Allmers:* Can a threshold limit value for natural rubber latex airborne allergens be defined? J Allergy Clin Immunol *101*, 24-27 (1998).

[22] *Baur X., Z. Chen, H. Allmers, M. Raulf-Heimsoth:* Results of wearing test with two different latex gloves with and without the use of skin-protection cream. Allergy *53*, 441-444 (1998).

[23] *Baur X., H. Huber, P. Degens, H. Allmers, J. Ammon:* Relation between occupational asthma case history, bronchial methacholine challenge, and specific challenge test in patients with suspected occupational asthma. Am J Ind Med *33*, 114-122 (1998).

[24] *Baur X., D. Jäger:* Airborne antigens from latex gloves. Lancet *335*, 912 (1990).

[25] *Beezhold D., W.C. Beck:* Surgical glove powder bind latex antigens. Arch Surg *127*, 1354-1357 (1992).

[26] *Beezhold D.H., G.L. Sussman, G.M. Liss, N.S. Chang:* Latex allergy can induce clinical reactions to specific foods. Clin Exp Allergy *26*, 416-422 (1996).

[27] *Berky Z.T., W.J. Luciano, W.D. James:* Latex glove allergy. A survey of the US Army Dental Corps. J Amer Med A *268*, 2695-2697 (1992).

[28] *Berufskrankheiten-Verordnung (BeKV) vom 8. Dezember 1976:* Bundesgesetzblatt I, S. 3329 in der Fassung der Zweiten Verordnung zur Änderung der Berufs-krankheiten-Verordnung vom 18. Dezember 1992, Bundesgesetzblatt I, S. 2343.

[29] *Bijl A.M., N.W. de Jong, P.G. Mulder, R. Gerth van Wijk, H. de Groot:* Prevalence of IgE-mediated allergy to natural rubber latex in operation room personnel of Rotterdam. Ned Tijdschr Geneeskd *143*, 1780-174 (1999).

[30] *Blanco C., R. Castillo, J. Quiralte, N. Ortega, C. Dominguez, C. Varrillo:* Comparison of skin prick test and specific IgE determination for the diagnosis of latex allergy. J Allergy Clin Immunol *99 (Suppl.)*, S503 (1997).

[31] *Boccagni P., F. Favari, G. Zanoni, A. Pezzini, G. Tridente:* Comparison of four in vitro assays for specific IgE detection. Int J Clin Lab Res *24*, 102-105 (1994).

[32] *Brehler R., R. Kolling, M. Webb, C. Wastell:* Glove powder – a risk factor for the development of latex allergy? Eur J Surg Supp *579*, S23-S25 (1997).

[33] *Brehler R., A. Rütter:* Nahrungsmittelallergien bei Typ I-Sensibilierung gegen Naturlatex. Allergologie *18*, 379-382 (1995).

[34] *Brown RH., J.F. Schauble, R.G. Hamilton:* Prevalence of latex allergy among anesthesiologists: identification of sensitized but asymptomatic individuals. Anesthesiology *89*, 292-299 (1998).

[35] *Carillo T., M. Cuevas, T. Munoz, M. Hinojosa, I. Moneo:* Contact urticaria and rhinitis from latex surgical gloves. Contact Dermatitis *15*, 69-72 (1986).

[36] *Coombs R.R.A., P.G.H. Gell:* The classification of allergic reactions underlying disease. In: Gell P.G.H., R.R.A. Coombs (eds.): Clinical aspects of immunology. Phildaelphia: FA Davis, p. 317 (1963).

[37] *Corradi M., A. Pelizzoni, M. Majori, A. Cuomo, E. de'Munari, A. Pesci:* Influence of atmospheric nitric oxide concentration on the measurement of nitric oxide in exhaled air. Thorax *53*, 673-676 (1998).

[38] *Cronin E.:* Rubber. In: Cronin E.: Contact Dermatitis. Churchill Livingstone, New York 1918, 714-770.

[39] *Czuppon AB., H. Allmers, X. Baur:* Evaluation of diagnostic procedures in type I latex allergy. Allergy & Clinical Immunology International *12*, 98-104 (2000).

[40] *Deykin A., O. Halpern, A.F. Massaro, J.M. Drazen, E. Israel:* Expired nitric oxide after bronchoprovocation and repeated spirometry in patients with asthma. Am J Respir Crit Care Med *157*, 769-775 (1998).

[41] *DGAUM.:* Lungenfunktionsprüfungen in der Arbeitsmedizin Arbeitsmed Sozialmed Umweltmed *33*, 498-505 (1998).

[42] *Douglas R., J. Morton, D. Czarny, R.E. O'Hehir:* Prevalence of IgE-mediated allergy to latex in hospital nursing staff. Aust N Z J Med *27*, 165-169 (1997).

[43] *Drexler H., G. Lehnert:* Latexallergie – das geht uns alle an. Dtsch med Wschr *121*, 1198-1203 (1996).

[44] *Ebo DG., W.J. Stevens, C.H. Bridts, L.S. De Clerk:* Latex-specific IgE, skin testing and lymphocyte transformation to latex in latex allergy. J Allergy Clin Immunol *100*, 618-623 (1997).

[45] *Fuchs T.H.:* Gummi und Allergie. Dustri, München-Deisenhofen (1995).

[46] *Fuchs T., H.-J. Günzl.:* Klinik und Diagnostik der Naturlatexallergie. Allergologie *18*, 350-357 (1995).

[47] *Garabrant D.H., H.D. Roth, R. Parsad, G.S. Ying., J. Weiss:* Latex sensitization in health care workers and in the US general population. Am J Epidemiol *153*, 515-522 (2001).

[48] *Garnier P., I. Fajac, J.F. Dessanges, J. Dall'Ava-Santucci, A. Lockhart, A.T. Dinh-Xuan:* Exhaled nitric oxide during acute changes of airways calibre in asthma. Eur Respir J *9*, 1134-1138 (1996).

[49] *Gautrin D., C. Infante-Rivard, T.V. Dao, M. Magnan-Larose, D. Desjardins, J.L. Malo:* Specific IgE-dependent sensitization, atopy, and bronchial hyperresponsiveness in apprentices starting exposure to protein-derived agents. Am J Respir Crit Care Med *155*, 1841-1847 (1997).

[50] *Gehring L.L., J.N. Fink, K.J. Kelly:* Evaluation of low allergenic gloves in latex sensitive patients. J Allergy Clin Immunol *97*, 186 (1996).

[51] *Gelhoed G.B.:* The pre-Halstedian and post-Halstedian history of the surgical rubber glove. Surg Gyn Obstet *167*, 350-356 (1988).

[52] *Grzybowski M., D.R. Ownby, P.A. Peyser, C.C. Johnson, M.A. Schork:* The prevalence of anti-latex IgE antibodies among registered nurses. J Allergy Clin Immunol *98*, 535-544 (1996).

[53] *Haamann F.:* Erfolgreiche Prävention von Latexallergien durch eine Schwerpunktaktion der BGW. 28. Sicherheitsfachtagung Krankenhaus 2001. Ströher Druck, Celle, p. 104-115 (2001).

[54] *Hack M.E.:* The prevalence of latex allergy in operating theatre staff. Anaesth Intensive Care. *29*, 43-47 (2001).

[55] *Hadjiliadis D., D. E. Banks., S.M. Tarlo.:* The relationship between latex skin prick test responses and clinical allergic responses. J Allergy Clin Immunol *97*, 1202-1206 (1996).

[56] *Hadjiliadis D., K. Khan., S.M. Tarlo.:* Skin test responses to latex in an allergy and asthma clinic. J Allergy Clin Immunol *96*, 431-432 (1995).

[57] *Hamilton R.G., N.F. Adkinson:* Resolving discordant clinical history and latex IgE antibody test results by a latex glove provocation. J Allergy Clin Immunol *97 (Suppl.)*, S429 (1996).

[58] *Handfield-Jones S.E.:* Latex allergy in health-care workers in an English district hospital. Br J Dermatol *38*, 273-276 (1998).

[59] *Harmanci E., M. Metintas, F. Alatas, S. Erginel, S. Mutlu:* Low prevalence of allergy to cockroach and latex in asthmatic patients in Eskisehir (Anatolia), Turkey. J Investig Allergol Clin Immunol *10*, 162-165 (2000).

[60] *Heese A., J. Hintzstern, K.P. Peters, H.U. Koch, O.P Hornstein:* Allergic and irritant reactions to rubber gloves in medical health services. J Am Acad Dermatol *25*, 831-839 (1991).

[61] *Heese A., K.P. Peters, H.U. Koch, O.P. Hornstein:* Allergien gegen Latexhandschuhe. Gynäkologie *27*, 336-347 (1994).

[62] *Heese A., K.P. Peters, H.U. Koch, O.P. Hornstein:* Allergien gegen Latexhandschuhe. Aktueller Trend, Risikofaktoren und Vorsichtsmaßnahmen. Allergologie *18*, 358-365 (1995).

[63] *Heese A., K.P. Peters, H.U. Koch, O.P. Hornstein:* Allergologic evaluation and data on 173 glove-allergic patients. In: Mellström G.A., J.E. Wahlberg, H.I. Maibach (eds.): Protective gloves for occupational use. CRC Press, Boca Raton, p. 185-205 (1994).

[64] *Heese A., K.P. Peters, H.U. Koch, O.P. Hornstein:* Soforttyp-Allergien gegen Latexhandschuhe. Deutsches Ärzteblatt *92*, 2127-2135 (1995).

[65] *Heese A.:* Allergien gegen Latexhandschuhe. Studien zu Ursachen, Häufigkeit und Risikofaktoren. Ecomed, Landsberg (1997).

[66] *Heilman D., R.T. Jones, M.C. Swanson, J.W. Yunginger:* A prospective, controlled study showing that rubber gloves are the major contributor to latex aeroallergen levels in the operating room. J Allergy Clin Immunol *98*, 325-330 (1996).

[67] *Huber H., J. Ammon, X. Baur:* Bronchialer Hyperreaktivitätstest (Kontraktionstest). In: Baur X (Hrg.): Lungenfunktionsprüfung und Allergiediagnostik. Dustri, München-Deisenhofen (1997).

[68] *Hunt LW., A.F. Fransway, C.E. Reed, L.K. Miller, R.T. Jones, M.C. Swanson, J.W. Yunginger:* An epidemic of occupational allergy to latex involving health care workers. J Occup Environ Med *37*, 1204-1209 (1995).

[69] *Jaeger D., T. Engelke, S. Rennert, A.B. Czuppon, X. Baur:* Stufendiagnostik der respiratorischen Latexallergie. Pneumologie *474*, 91-96 (1993).

[70] *Jaeger D., D. Kleinhaus, A.B. Czuppon, X. Baur:* Latex-specific proteins causing immediate-type cutaneous, nasal, bronchial and systemic reactions. J Allergy Clin Immunol *89*, 759-768 (1992).

[71] *Kabi Pharmacia Diagnostics AB:* Pharmacia CAP System RAST® FEIA. Gebrauchsinformation. Issued February 1988, revised August 1994.

[72] *Kelly K.J., V. Kurup, M. Zacharisen, A. Resnick, J.N. Fink:* Skin and serologic testing in the diagnosis of latex allergy. J Allergy Clin Immunol *91*, 1140-1145 (1993).

[73] *Kelly K.J., B. Magers, V.P. Kurup, J.N. Fink, T. Sullivan, L.L. Gehring, J.O. Xia, P. Havens, R. Thompson:* Latex skin and serologic testing in operating room nurses. J Allergy Clin Immunol *97 (Suppl.)*, S323 (1996).

[74] *Kelly K.J., G. Sussman, Fink JN.:* Stop the sensitisation. J Allergy Clin Immunol *98*, 857-858 (1996).

[75] *Kersten W., P.G. von Wahl, C.E. Lange, J. Wenning:* Empfehlungen zur In-vitro-Diagnostik allergischer Erkrankungen. Positionspapier des Ärzteverbandes Deutscher Allergologen. Allergo J *9*, 21-24 (2000).

[76] *Kharitonov S., K. Alving, P.J. Barnes:* Exhaled and nasal nitric oxide measurements: recommendations. The European Respiratory Society Task Force. Eur Respir J *10*, 1683-1693 (1997).

[77] *Kharitonov S., B. O'Connor, D. Evans, P. Barnes:* Allergen induced late asthmatic reactions are associated with elevation of exhaled nitric oxide. Am J Respir Crit Care Med *151*, 1894-1899 (1995).

[78] *Kharitonov S., D. Yates, R. Robbins et al.:* Increased nitric oxide in exhaled air of asthmatic patients. Lancet *43*, 133-135 (1994).

[79] *Kharitonov S.A., D.H. Yates, P.J. Barnes:* Changes in the dose of inhaled steroid affect exhaled nitric oxide levels in asthmatic patients. Eur Respir J *9*, 196-201 (1996).

[80] *Kharitonov S.A., D.H. Yates, K.F. Chung, P.J. Barnes:* Inhaled glucocorticoids decrease nitric oxide in exhaled air of asthmatic patients Am J Respir Crit Care Med *153*, 454-457 (1996).

[81] *Kibby T., M. Akl:* Prevalence of latex sensitization in a hospital employee population. Ann Allergy Asthma Immunol *78*, 41-44 (1997).

[82] *Kisch H., P. Jacobs, M. Thiel:* Anästhesiologische Besonderheiten bei Patienten mit Latexallergie. Anaesthesist *45*, 587-596 (1996).

[83] *Klein. G.:* Deutsche Gesellschaft für Pneumologie – Wissenschaftliche Arbeitsgruppe "Bronchiale Provokationstests": Empfehlungen zur Durchführung bronchialer Provokationstests mit pharmakologischen Substanzen. Med. Klinik *92*, 458-463 (1997).

[84] *Konrad C., T. Fieber, H. Gerber, G. Schüpfer, G. Müllner:* The prevalence of latex sensitivity among anesthesiology staff. Anesth Analg *84*, 629-633 (1997).

[85] *Korn M., G.D. Hartfiel, G. Brandt, X. Baur, O. Beckmann:* Ermittlung der Maismehl Partikelgrößenverteilung gepuderter Natur-

latex-Einweghandschuhe – Laborversuche. In: Dokumentationsband über die Verhandlungen der Deutschen Gesellschaft für Arbeitsmedizin und Umweltmedizin e. V. 37. Jahrestagung der Deutschen Gesellschaft für Arbeitsmedizin und Umweltmedizin e.V. Rindt, Wiesbaden, Fulda, p. 575-577 (1997).

[86] *Kujala V.M., E.R. Reijula:* Glove-induced dermal and respiratory symptoms among health care workers in one Finnish hospital. Am J of Ind Med *28*, 89-98 (1995).

[87] *Lagier F., D. Vervloet, I. Lhermet, D. Poyen, D. Charpin:* Prevalence of latex allergy in operating room nurses. J Allergy Clin Immunol *90*, 319-322 (1992).

[88] *Leynadier F., D. Herman, D. Vervloet, C. Andre:* Specific immunotherapy with a standardized latex extract versus placebo in allergic healthcare workers. J Allergy Clin Immunol *106*, 585-590 (2000).

[89] *Levy D., S. Allouache, M.H. Chabane, F. Leynadier, P. Burney:* Powder-free protein-poor natural rubber latex gloves and latex sensitization. JAMA *17*, 281-288 (1999).

[90] *Levy Y., S. Ashkenazi, S. Lieberman, Y.L. Danon:* The prevalence of specific IgE antibodies to natural rubber latex in healthcare workers in Israel. Isr Med Assoc J *2*, 154-157 (2000).

[91] *Liss G.M., G.L. Sussman:* Latex sensitization: occupational versus general population prevalence rates. Am J Ind Med. *35*, 196-200 (1999).

[92] *Liss G.M., G.L. Sussman, K. Deal, S. Brown, M. Cividino, S. Siu, D.H. Beezhold, G. Smith, M.C. Swanson, J. Yunginger, A. Douglas, D.L. Holness, P. Lebert, P. Keith, S. Wasserman, K. Turjanmaa:* Latex allergy: epidemiological study of 1351 hospital workers. Occup Environ Med *54*, 335-342 (1997).

[93] *Liss G.M., S.M. Tarlo:* Natural rubber latex-related occupational asthma: association with interventions and glove changes over time. Am J Ind Med *40*, 347-353 (2001).

[94] *Lundberg M., K. Wrangsjo, S.G. Johansson:* Latex allergy from glove powder – an unintended risk with the switch from talc to cornstarch? Allergy *52*, 1222-1228 (1997).

[95] *Massaro A., B. Gaston, D. Kita et al.:* Expired nitric oxide levels during treatment of acute asthma. Am J Respir Crit Care Med *152*, 800-803 (1995).

[96] *Matthys H., A.W. Zaiss, J.L. Theissen, J.C. Virchow, P. Werner:* Definitionen, Soll- und Meßwerte zur Diagnose obstruktiver, restriktiver sowie gemischter Ventilationsstörungen für die klinische Lungenfunktionsdiagnostik. Atemw-Lungenkrkh *21*, 130-138 (1995).

[97] *Mehrtens G., E. Perlebach:* Die Berufskrankheitenverordnung (BKV) Handkommentar aus rechtlicher und medizinischer Sicht. Erich Schmidt, Berlin (1977).

[98] *Merrett T.G., J. Merrett, R. Kekwick:* The prevalence of immunoglobulin E antibodies to the proteins of rubber (Hevea brasiliensis) latex and grass (Phleum pratense) pollen in sera of British blood donors. Clin Exp Allergy *29*, 1572-1578 (1999).

[99] *Meyers Konversationslexikon. Dreizehnter Band.:* Bibliographisches Institut, Leipzig (1908).

[100] *Meyers Konversationslexikon. Zwölfter Band.:* Bibliographisches Institut, Leipzig (1908).

[101] *Meyers Konversationslexikon. Zehnter Band.:* Bibliographisches Institut, Leipzig (1907).

[102] *Moneret-Vautrin D.A., E. Beaudouin, S. Widmer, C. Mouton, G. Kanny, F. Prestat, C. Kohler, L. Feldmann:* Prospective study of risk factors in natural rubber latex hypersensitivity. J Allergy Clin Immunol *92*, 668-677 (1993).

[103] *Morgan W.K.C.:* The deposition and clearance of dust from the lungs. In: Morgan W.K.C., A. Seaton (eds.): Occupational Lung Diseases. 3rd edition WB Saunders, London, p. 111-126 (1995).

[104] *Ownby D.R., H.E. Ownby, J. McCullough, A.W. Shafer:* The prevalence of anti-latex IgE antibodies in 1,000 volunteer blood donors. J Allergy Clin Immunol *97*, 1188-1192 (1996).

[105] *Page E.H., E.J. Esswein, M.R. Petersen, D.M. Lewis, T.A. Bledsoe:* Natural rubber latex: glove use, sensitization, and airborne and latent dust concentrations at a Denver hospital. J Occup Environ Med *42*, 613-620 (2000).

[106] *Palczynski C., J. Walusiak, W. Hanke, P. Gorski:* Latex allergy in Polish nurses. Am J Ind Med *35*, 413-419 (1999).

[107] *Patriarca G., E. Nucera, A. Buonomo, M.Del Ninno, C. Roncallo, E. Pollastrini, T. De Pasquale, A. Milani, D. Schiavino:* Latex allergy desensitization by exposure protocol: five case reports. Anesth Analg *94*, 754-758 (2002).

[108] Patriarca G., E. Nucera, E. Pollastrini, C. Roncallo, A. Buonomo, F. Bartolozzi, T. De Pasquale, G. Gasbarrini, D. Schiavino: Sublingual desensitization: a new approach to latex allergy problem. Anesth Analg *95*, 956-960 (2002).

[109] *Pecquet C., F. Laynadier., J. Dry.:* Contact urticaria and anaphylaxis to natural rubber. J Am Acad Dermatol *22*, 631-633 (1990).

[110] *Persson M., L. Gustafsson:* Allergen-induced airway obstruction in guinea-pigs is associated with changes in nitric oxide levels in exhaled air. Acta Physiol Scand *149*, 461-466 (1993).

[111] *Porri F., C. Lemiere, J. Birnbaum, L. Guilloux, A. Lanteaume, R. Didelot, D. Vervloet, Charpin D.:* Prevalence of latex sensitization in subjects attending health screening: implications for a perioperative screening. Clin Exp Allergy *27*, 413-417 (1997).

[112] *Römpp Chemie-Lexikon:* 9. Auflage. Thieme, Stuttgart (1992)

[113] *Saary J., S.M. Tarlo, A. Kanani, D.L. Holnes:* Reduction in rates of latex sensitivity among dental students and staff after changes in latex gloves.: Am J Respir Crit Care Med *163*, A809 (2001).

[114] *Schadewaldt H.:* Geschichte der Allergie, Band 4. Dustri. München-Deisenhofen (1983).

[115] *Schwanitz H.J.:* Das atopische Palmorplantarekzem. Springer, Heidelberg (1986).

[116] *Schuiling M., H. Meurs, A.B. Zuidhof, N. Venema, J. Zaagsma:* Dual action of iNOS-derived nitric oxide in allergen-induced airway hyperreactivity in conscious, unrestrained guinea pigs. Am J Respir Crit Care Med *158*, 1442-1449 (1998).

[117] *Schuiling M., A.B. Zuidhof, M.A. Bonouvrie, N. Venema, J. Zaagsma, H. Meurs:* Role of nitric oxide in the development and partial reversal of allergen-induced airway hyperreactivity in conscious, unrestrained guinea-pigs. Br J Pharmacol *123*, 1450-1456 (1998).

[118] *Sener O., O. Taskapan, N. Ozanguc:* Latex allergy among operating room personnel in Turkey. J Investig Allergol Clin Immunol *10*, 30-35 (2000).

[119] *Senna G.E., I. Crocco, C. Roata, P. Agostini, M. Crivellaro, P. Bonadonna, M. Caputo, R.M. Dorizzi, G. Passalacqua, G. Aprili:* Prevalence of latex-specific IgE in blood donors: an Italian survey. Allergy *54*, 80-81 (1999).

[120] *Shoup A.J.:* Guidelines for the management of latex allergies and safe use of latex in perioperative practice settings. AORN J *66*, 729-731 (1997).

[121] *Sinha A., P.V. Harrison:* Latex glove allergy among hospital employees: a study in the north-west of England. Occup Med (Lond) *48*, 405-410 (1998).

[122] *Smedley J., A. Jury, H. Bendall, A. Frew, D. Coggon:* Prevalence and risk factors for latex allergy: a cross sectional study in a United Kingdom hospital. Occup Environ Med. *56*, 833-836 (1999).

[123] *Smith C., M. Garcia, K. Kim:* Diagnostic evaluation of type I latex allergy. J Allergy Clin Immunol *99 (Suppl.)*, S495 (1997).

[124] *Stern G.:* Überempfindlichkeit gegen Kautschuk als Ursache von Urtikaria und Quinckeschem Ödem. Klin Wochenschr *6*, 1096-1097 (1927).

[125] *Sullivan T.J., B.E. Magera:* Recurrent allergic reactions to latex in a hospitalized pediatric patient. J Allergy Clin Immunol *96*, 423-425 (1995).

[126] *Sussman G.L., G.M. Liss, K. Deal, S. Brown, M. Cividino, S. Siu et al.:* Incidence of latex sensitization among latex glove users. J Allergy Clin Immunol *101*, 171-178 (1998).

[127] *Sussman G.L., G.M. Liss, S. Wasserman:* Update on the Hamilton, Ontario latex sensitization study. J Allergy Clin Immunol *102*, 333 (1998).

[128] *Swanson M.C., M.E. Bubak, L.W. Hunt, J.W.Yunginger, M.A. Warner, C.E. Reed:* Quantification of occupational latex aeroallergens in a medical center. J Allergy Clin Immunol *94*, 139-149 (1994).

[129] *Tabar A.I., M. Anda, B. Gomez, B. Garcia, M.T. Lizaso Mf, S. Echechipia, E. Arroabarren, J.M. Olaguibel:* Treatment perspectives: immunotherapy with latex Allergol Immunopathol (Madr) *30*, 163-170 (2002).

[130] *Tarlo S.M., G. Sussman, A. Contala, M.C. Swanson:* Control of airborne latex by use of powder free gloves. J Allergy Clin Immunol *93*, 985-989 (1994).

[131] *Tarlo S.M., A. Easty, K. Eubanks, C.R. Parsons, F. Min, S. Juvet, G.M. Liss:* Outcomes of a natural rubber latex control program in an Ontario teaching hospital. J Allergy Clin Immunol *108*, 628-633 (2001).

[132] *Tarlo S.M., G.L. Sussman, D.L. Holness:* Latex sensitivity in dental students and staff: a cross-sectional study. J Allergy Clin Immunol. *99*, 396-401 (1997).

[133] *Turjanmaa K., H. Alenius, S. Mäkinen-Kilfunen, T. Reunala, T. Palosuo:* Natural rubber latex allergy. Allergy *51*, 593-602 (1996).

[134] *Turjanmaa K., T. Reinikka-Railo, T. Reunala, T. Palouso:* Continued decrease in natural rubber latex (NRL) allergen levels of medical gloves in nationwide market surveys in Finland and co-occurring decrease in NRL allergy in a large University hospital. J Allergy Clin Immunol *104*, S373 (2000).

[135] *Turjanmaa K., T. Reunala, L. Rasanen:* Comparison of diagnostic methods in latex surgical glove contact urticaria. Contact Dermatitis *19*, 241-247 (1988).

[136] *Turjanmaa K.:* Incidence of immediate allergy to latex gloves in hospital personnel. Contact Dermatitis *17*, 270-275 (1987).

[137] *Ulmer WT., G. Reichel, D. Nolte, M.S. Islam:* Die Lungenfunktion. Physiologie, Pathophysiologie, Methodik. 5. Auflage. Thieme, Stuttgart (1991).

[138] *Valsecchi R., P. Leghissa, R. Cortinovis, L. Cologni, A. Pomesano:* Contact urticaria from latex in healthcare workers. Dermatology *201*, 127-131 (2000).

[139] *Vandenplas O., J.P. Delwiche, S. Depelchin, Y. Sibille, R.V. Weyer, L. Delaunois:* Latex gloves with a lower protein content reduce bronchial reactions in subjects with occupational asthma caused by latex. Am J Respir Crit Care Med *151*, 887-891 (1995).

[140] *Vandenplas O., J.P. Delwiche, G. Evrard, P. Aimont, X. Brempt, J. Jamart et al.:* Prevalence of occupational asthma due to latex among hospital personnel. Am J Resp Crit Care Med *151*, 54-60 (1995).

[141] *Vandenplas O.:* Occupational asthma caused by natural rubber latex. Eur Respir J *8*, 1957-1965 (1995).

[142] *Vandenplas O., J.P. Delwiche, G. Evrard, P. Aimont, X. van der Brempt, J. Jamart, L. Delaunois:* Prevalence of occupational asthma due to latex among hospital personnel. Am J Respir Crit Care Med *151*, 54-60 (1995).

[143] *von Krogh G., H.I. Maibachs:* The contact urticaria syndrome – an updated review. J Am Acad Dermatol *5*, 328-342 (1981).

[144] *Watts D.N., R.R. Jacobs, B. Forrester, A. Bartolucci:* An evaluation of the prevalence of latex sensitivity among atopic and non-atopic intensive care workers. Am J Ind Med *34(4)*, 359-363 (1998).

[145] *Witt S.F.:* Technical Information Bulletin – Potential for Allergy to Natural Rubber Latex Gloves and other Natural Rubber Products. Occupational Safety & Health Administration (OSHA), April 12, 1999. Available from: URL: http://www.osha-slc.gov/html/hotfoias/TIB19990412.html

[146] *Yan Z., G. Hansson, B. Skoogh, J. Lotvall:* Induction of nitric oxide synthase in a model of allergic occupational asthma. Allergy *50*, 760-764 (1995).

[147] *Yassin M.S., M.B. Lierl, T.J. Fisher, K. O'Brien, J. Cross, C. Steinmetz:* Latex allergy in hospital employees. Ann Allergy *85*, 626-631 (1994).

[148] *Yeang H.Y.:* Prevalence of latex allergy may be vastly overestimated when determined by in vitro assays. Ann Allergy Asthma Immunol *84*, 628-632 (2000).

[149] *Yunginger J.W., R.T. Jones, A.F. Fransway, J.M. Kelso, M.A. Warner, L.W. Hunt:* Extractable latex allergens and proteins in disposable medical gloves and other rubber products. J Allergy Clin Immunol *93*, 985-989 (1994).